消化病"超级微创"探索与实践

胆胰内镜学

ERCP 并发症

主　编　张筱凤

副主编　杨建锋　金杭斌

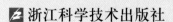浙江科学技术出版社

图书在版编目（CIP）数据

胆胰内镜学:ERCP并发症/张筱凤主编. — 杭州：浙
江科学技术出版社，2022.4
ISBN 978-7-5341-9999-8

Ⅰ.胆… Ⅱ.①张… Ⅲ.①胆道疾病—内窥镜检—诊
疗 ②胰腺疾病—内窥镜检—诊疗 Ⅳ.①R657.4 ②R657.5

中国版本图书馆CIP数据核字（2022）第050518号

书　　名	**胆胰内镜学:ERCP并发症**	
主　　编	张筱凤	

出版发行　**浙江科学技术出版社**
　　　　　杭州市体育场路347号　邮政编码:310006
　　　　　办公室电话:0571-85176593
　　　　　销售部电话:0571-85176040
　　　　　网　址:www.zkpress.com
　　　　　E-mail:zkpress@zkpress.com

排　　版　杭州兴邦电子印务有限公司
印　　刷　浙江海虹彩色印务有限公司

开　　本	787×1092　1/16	印　张	12.5
字　　数	237 000		
版　　次	2022年4月第1版	印　次	2022年4月第1次印刷
书　　号	ISBN 978-7-5341-9999-8	定　价	358.00元

责任编辑	唐　玲	**文字编辑**	李　成
责任美编	金　晖	**责任校对**	陈宇珊
责任印务	田　文		

《胆胰内镜学：ERCP并发症》编委会

主 编 张筱凤

副主编 杨建锋　金杭斌

顾 问 张 啸

编 者（以姓氏笔画为序）

王 晖　王 霞　杨 晶　杨建锋

余爱玉　沈红璋　张 堤　陆 磊

金杭斌　周益峰　周海斌　顾伟刚

徐 聪　黄海涛　崔光星　程思乐

楼奇峰

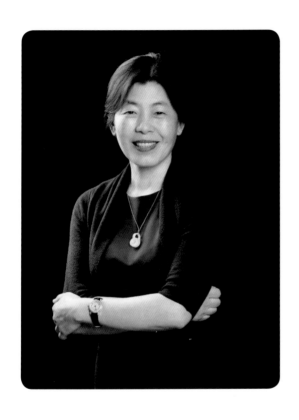

张筱凤

主任医师，教授，硕士研究生导师。

浙江大学医学院附属杭州市第一人民医院副院长，杭州市消化病医院院长。任中华医学会消化内镜学分会委员、ERCP学组副组长，浙江省医师协会消化医师分会副会长，浙江省医学会消化内镜学分会副主任委员，杭州市医学会消化及内镜分会主任委员。"全国先进工作者""全国白求恩式好医生"等荣誉称号获得者。

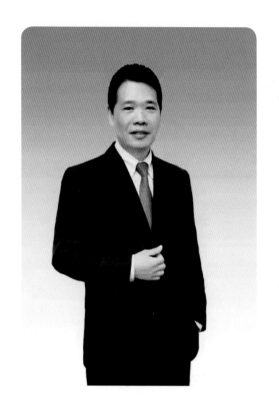

杨建锋

主任医师，医学博士，硕士研究生导师。

浙江大学医学院附属杭州市第一人民医院消化内科副主任，杭州市消化病医院副院长。杭州市"131"中青年人才培养计划第二层次、浙江省"151"人才工程第二层次、浙江省高层次创新型人才培养对象。任中华医学会消化内镜学分会超声内镜学组委员、中国中西医结合学会消化内镜学专业委员会ERCP学组副主任委员、中国医药教育协会消化内镜学专业委员会ERCP学组副组长等。

主要从事胆胰疾病内镜微创及综合治疗、消化道早癌筛查与内镜治疗等临床与科研工作。主持承担省市级课题12项，获浙江省科学技术进步奖三等奖2项、浙江省医药卫生科技创新奖5项、杭州市科学技术进步奖4项。发表论文45篇，参与编写著作4部。

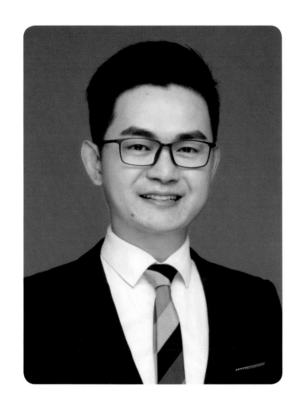

金杭斌

副主任医师，医学博士。

浙江大学医学院附属杭州市第一人民医院消化内科副主任，杭州市消化病医院院长助理，杭州市第一人民医院瓶窑院区消化内科执行主任。任中华医学会消化内镜学分会早癌、病理协作组委员，中华医学会消化内镜学分会胰腺疾病协作组、ERCP学组青年委员，浙江省医学会消化内镜学分会青年委员会副主任委员、ERCP学组秘书，浙江省医师协会消化医师分会青年委员会副主任委员，杭州市医学会消化及内镜分会委员兼秘书。

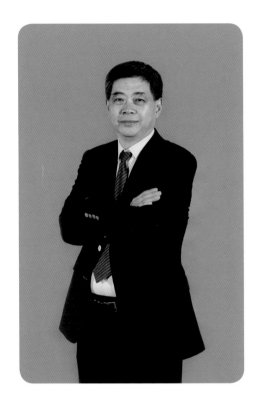

内镜逆行胰胆管造影术（endoscopic retrograde cholangiopancreatography，ERCP）近年来不断取得新进展，因其具有微创、恢复快等优点，已经成为临床诊治胆胰疾病的重要手段，以往许多需要复杂外科手术治疗的疾病现在能够通过内镜治疗得以解决。目前，全国每年有10万余例胆胰疾病患者通过ERCP得到救治，ERCP及相关技术在医疗领域的地位逐步得到显现。不过我们也看到虽然ERCP诊治技术取得了长足进步，在我国的普及也十分迅猛，但我国胆胰疾病患者近千万，其中适于接受ERCP治疗者逾百万，ERCP的应用与临床需求之间还存在巨大差距。进一步普及ERCP诊治技术，推动消化内镜事业的创新发展，仍然任重而道远。

近年来我国消化内镜工作者整体素质和内镜操作水平不断提高，ERCP被公认为是难度最大、技术要求最高同时也是风险最高的消化内镜操作。普及ERCP诊治技术，让更多的胆胰疾病患者受益，关键在于培养大批的专业技术人才。让众多的消化内镜工作者，特别是中青年工作者深入学习ERCP理论知识，熟练掌握ERCP操作技术，全面了解ERCP发展动态，充分认识并学习如何正确处理ERCP术后并发症，从而使ERCP能够更加有效、更加安全地在临床开展，是一项重要而迫切的工作。

张筱凤教授是我国消化内镜ERCP领域的领军级专家，经常在国际及全国性学术会议上作讲座及进行操作演示。在她的带领下，杭州市第一人民医院消化内科团队以严谨的治学态度、不倦的创新追求、丰富的专业经验和众多的学术成果在国内外同行中享有较高的声誉。张筱凤教授也一贯重视培养、培训消化内镜医生的教学工作，在我国ERCP诊治技术的普及发展和人才培养方面做了大量工作。

为了普及ERCP基础理论，介绍ERCP诊治技术，反映国内外最新进展，进一步推动我国ERCP诊治技术的规范化发展，张筱凤教授组织科室同事编写了"消化病'超级微创'探索与实践"丛书。该丛书汇集了消化病内镜诊治的最新研究成果，将理论与实践、临床应用与知识普及有机结合起来，图文并茂，而且附有操作视频，是从事内镜诊治工作者的重要专业教材和参考书。本书是该丛书的第一分册，全面介绍了ERCP并发症发生的原因、危险因素、治疗方法以及预防措施，更难能可贵的是该书汇集了张筱凤教授团队近年来成功诊治的术后并发症的典型实际案例，对临床早期识别、正确治疗、有效预防具有很好的指导意义。

在这里，我诚挚地向全国消化内外科医生和消化内镜医护人员推荐该书，相信会有更多的内镜工作者从中受益。

中国工程院院士、中国医师协会内镜医师分会会长

2021年8月

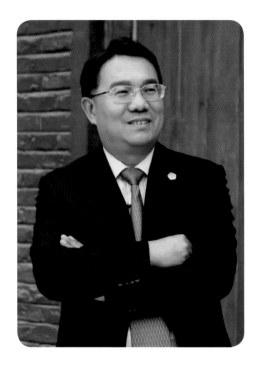

2021年的大暑时节，有幸收到杭州市第一人民医院副院长张筱凤教授主编的新书《胆胰内镜学：ERCP并发症》的样稿，这位西湖之畔的巾帼英雄、全国ERCP的领军人物诚邀我为该书作序。作为共同成长且惺惺相惜的挚友，笔者有幸见证了她的学术成长历程和精湛的操作技艺，多次受邀参加她主办的在国内享有盛誉的ERCP专业会议。尽管对相关专业的进展有一定的了解，但对毕生纸上谈兵且毫无ERCP操作经验的自己而言，为这本学术专著作序仍是诚惶诚恐。为了不负友人的重托，只好勉为其难，将认真学习的心得简述如下，以期发挥抛砖引玉之功效。

放眼全球，胆胰疾病是消化系统的临床常见疾病，而我国更是胆胰疾病的高发地区，估计ERCP的年实际需求量在100万例左右。随着微创医学的发展和内镜技术的日趋精进，诞生于20世纪60年代后期的ERCP，已经成为治疗胆胰疾病首选的治疗方法，总体治疗成功率超过85%，基本取代了传统的外科手术治疗。如今我国的消化内镜技术发展一日千里，技术娴熟的ERCP操作高手人才辈出，使得该技术在华夏大地上日臻成熟并广为普及。我国已有千余家医院能开展ERCP手术，每年进行的ERCP操作量超过20万例。尽管成绩喜人，但ERCP并发症的发生率仍有1% ～ 5%，其中胰腺炎、出血及穿孔等严重并发症不容小觑。这些并发症不仅给患者带来痛苦，而且也给医生造成很大的精神压力甚至心理创伤。因此，学术巨擘们认为ERCP和十二指肠乳头括约肌切开术仍是内镜医生所做的最有风险的常规手术。有鉴于此，如何降低并尽量避免ERCP术后并发症，已成为医患共同关注的重要问题，迫切需要一本有关ERCP术后并发症的专著来为临床医生答疑解惑。

张筱凤教授长期专注于疑难、急重症胆胰疾病的临床和基础研究，具有极高的行业知名度，目前担任中华医学会消化内镜学分会委员、ERCP学组副组长，其所在单位是世界内镜组织ERCP培训基地、中华医学会和中国医师协会消化内镜专科医师培训基地。在基本上为男人一统天下的ERCP操作领域，巾帼不让须眉的她带领自己的团队深耕其中逾三十载，不仅拥有大量的病例积累、丰富的实际操作经验，尤其以术后并发症的处理技能秀出班行。本书内容主要涉及ERCP基础、围手术期并发症以及术后远期并发症，通过对国内外文献的系统综述，结合团队长期实践与探索，全面介绍了ERCP并发症发生的原因、危险因素、治疗方法以及预防措施，尤其是给出大量具有典型性的实际案例分析，对临床实践具有极强的指导意义。本书在内容编排上也颇具匠心，通过大量操作照片和示意图的呈现，有助于读者对内容的了解并加深印象。借助于数字技术手段，书中增加了经典的操作视频，读者通过扫描所附的二维码就可以观看。因此，本书无疑是一部集ERCP实战技巧和术后并发症防治经验于一体的临床实践指南，值得有识之士开卷一阅。

展望未来，随着数字化技术的飞跃发展，专家们操作的复杂程度必将进一步简化，内镜会变得越来越智能化，它们甚至能依据庞大的知识储备作出诊断，至少是给出诊疗建议。然而，尽管内镜技术作用非凡，但其终究是一种工具，技术娴熟的操作匠终将难以成为造诣高深的医学大家。有鉴于此，我们应该牢记世界著名消化内镜学家Peter Cotton教授的名言：应保持并加强对质量的苛求，在内镜操作过程中把它作为核心内容，需要坚持以"做正确的事，并把它们做好"的原则来更好地完成工作。掩卷遐思，笔者可喜地看到，张筱凤教授正是通过本书的出版，在总结经验的基础上展示出胸怀天下的大家风范，带领自己的团队以实际行动践行李兆申院士的中国内镜梦：携手推动中国ERCP和消化内镜事业走向更加辉煌的明天。

中华医学会杂志社社长兼总编辑、中国期刊协会副会长

2021 年 7 月 23 日于北京

随着微创医学的发展和消化内镜技术的提高，ERCP不断取得新进展，如今已经成为胆胰疾病的首选治疗方法。尽管ERCP具有微创的优势，但仍有一定概率发生并发症，尤其是严重并发症的出现不但会给患者造成生理和精神上的损伤，也会给医生带来巨大的精神压力。近几年随着ERCP的不断普及，因ERCP术后并发症所致的医疗纠纷也明显增多。因此，如何降低和避免ERCP术后并发症已成为医患双方共同关注的重要问题。

关于胆胰疾病内镜诊断和治疗方面，国内已有一些专著，但还缺少就ERCP术后并发症方面进行重点阐述的著作。消化内镜医生，尤其是从事ERCP工作的医生普遍反映他们需要一本关于ERCP并发症的专著来指导该项技术的开展，包括如何早期发现、如何有效处理ERCP术后并发症。杭州市第一人民医院消化内科自1983年开展ERCP以来，已有三十余年，累计完成ERCP万余例，其中不可避免地会发生术后并发症，由于接收来自全国ERCP疑难危重以及术后并发症患者众多，因此积累了比较丰富的处理ERCP术后并发症的临床经验，我们愿意将我们的经验与全国的同道分享。

本书共分3章，20节。内容具有以下特点：①系统全面。本书综合近几年国内外的大量文献，系统全面地介绍了ERCP并发症发生的原因、危险因素、治疗方法、预防措施。②图文并茂。书中配有大量照片、示意图，让读者能简明易懂地了解相关内容，加深印象。③增加操作视频。通过扫描书中二维码可以观看操作视频。④贴近临床，实用性强。采用大量典型性实际临床案例，对临床医师开展ERCP具有极大的指导作用和借鉴价值。

中国工程院院士、中国医师协会内镜医师分会会长、海军军医大学第一附属医院消化内科主任李兆申教授和中华医学会杂志社社长兼总编辑、中国期刊协会副会长、中国科技期刊编辑学会副理事长游苏宁教授在百忙中为本书作序。正是由于国内大咖的指导和帮助及各位编者的努力，本书才得以完成，我们在此表示衷心感谢。

本书涉及内容较多，虽然我们尽了最大努力，但因水平有限，疏漏和错误之处在所难免，恳请广大同道批评指正。

张筱凤

2021年8月1日

目　录

第一章

ERCP 基础

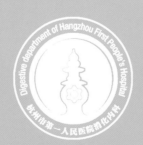

ERCP应用解剖

ERCP操作涉及消化道及消化腺的多个器官，以下就所涉各部位解剖作简单概述。

一、消化道

口腔是消化道的起始部，经咽峡与咽相通。

咽是消化道与呼吸道的共同通道，其在约第6颈椎下缘或环状软骨的高度移行为食管。

食管全长约25cm，是消化道各部中最狭窄的部分。食管全程粗细不均，分别在距离上颌中切牙约15cm、25cm和40cm处各有一个生理狭窄，第一个狭窄在食管的起始处；第二个狭窄在食管与左主支气管交叉处；第三个狭窄在食管通过膈的食管裂孔处。食管约在与第11胸椎体平行的高度与胃的贲门连接。

胃是消化道各部中最膨大的部分，位于食管与十二指肠之间。胃从上腹部自左上向右下行，分为前壁、后壁、大弯、小弯。胃的近端与食管连接处是胃的入口，称为贲门；远端接续十二指肠处是胃的出口，称为幽门。胃的位置变化较大，但贲门和幽门的位置比较固定，分别位于第11胸椎体左侧和第1腰椎体右侧。

十二指肠是小肠的起始部，位于胃与空肠之间，因相当于十二个横指并列的长度而得名。全长20～25cm，是小肠中最短亦是最粗的部分。十二指肠位置较为固定，其始、末两端被腹膜包裹，是腹膜内位器官，其余大部分为腹膜外位器官，被腹膜覆盖而固定于腹后壁。十二指肠在仰卧位的第1和第3腰椎水平之间形成C形弯曲并包绕胰头，可分为上部、降部、水平部和升部。上部，又称球部，较短，长约5cm，起自胃的幽门，行向右后达肝门下方急转向下，移行为降部，是十二指肠中活动度最大的部分。球部紧邻胆总管和胰头，是超声内镜引导下穿刺常用的路径。降部，长8～10cm，主要位于腹膜后，其内侧壁有胆总管沿其外面下行，致使黏膜呈略凸向肠腔的纵行隆起，称十二指肠纵襞，其下端的圆形隆起称十二指肠大乳头，此处距上颌中切牙约75cm，为肝胰壶腹的开口处。在大乳头上方（口侧）1～2cm处，有时可见到十二指肠小乳头，是副胰管的开口处。水平部，又称下部，长约10cm，横过下腔静脉和第3腰椎体的前方，至腹主动脉前方、第3腰椎体左前方，移行为升部。升部，长约2.5cm，斜向左上方，至第2腰椎体左侧转向前下，移行为空肠。空肠的外径一般约4cm，内径约2.5cm，其肠壁较厚，近端空肠有明显的环状褶。

食管的血液供应来自多个动脉，不丰富，尤以主动脉弓以上的部分为差。而胃的血供则极其丰富，其主要来源于腹腔动脉主干及其分支。其滋养动脉沿胃大、小弯各自形成一条动脉弧。大弯动脉弧由胃网膜左动脉、胃网膜右动脉组成；小弯动脉弧则由胃左动脉和胃右动脉组成。此外，还有胃短动脉、胃后动脉、左膈下动脉等也参与胃的血供。胃的静脉与各同名动脉伴行，均直接或间接汇入门静脉系统。十二指肠的血供主要由胰十二指肠上动脉和胰十二指肠下动脉供应，其静脉多与同名动脉伴行，除胰十二指肠上后静脉直接汇入门静脉外，其他静脉均汇入肠系膜上静脉。

二、肝外胆道系统

（一）胆囊

胆囊为一梨形囊样器官，长8～12cm，宽3～5cm，容积为40～60ml。胆囊位于肝下面的胆囊窝内，其上面借疏松结缔组织与肝相连，下面覆以浆膜，与结肠右曲和十二指肠上曲相邻。胆囊分为四部分：胆囊底、胆囊体、胆囊颈、胆囊管。胆囊管与肝总管、胆总管相接，是肝总管和胆总管的分界点。

（二）肝管与肝总管

左、右肝管主要来自肝，在肝门右端附近呈Y形汇合成肝总管。左肝管细长，长约1.6cm，右肝管粗短，长约0.8cm，左、右肝管直径为0.3～0.35cm。肝总管长为3～4cm，直径约0.5cm，其长度因胆囊管汇入的位置不同而变化。

（三）胆总管

肝总管与胆囊管汇合延续为胆总管，全长 6～8cm，直径 0.6～0.8cm，若直径超过 1.0cm 可视为病理状态。胆总管壁内含有大量的弹性纤维，因此当胆总管下端梗阻时，管腔可随之扩张。根据胆总管的走行，可将其分为四段，即十二指肠上段、十二指肠后段、胰腺段和十二指肠壁内段。其中，十二指肠胰腺段是梗阻性黄疸的好发位置。胆总管与胰管汇合后形成共同通道，在进入十二指肠前扩大形成肝胰壶腹（Vater 壶腹），开口于十二指肠大乳头，偶尔可见胆总管未与胰管汇合而分别开口于十二指肠。胆总管末端和胰管末端的环形平滑肌与肝胰壶腹周围的环形平滑肌一起合称为 Oddi 括约肌，一方面可控制胆汁和胰液排放，另一方面可防止肠腔内容物反流进入胆胰管。

胆总管与胰管汇合形式常有三种：①胰胆管汇合后管腔扩张，形成肝胰壶腹，此型占 85% 左右；或不扩大（不形成壶腹部），占 5% 左右。②胆总管和胰管彼此靠近，但分别开口于十二指肠大乳头，约占 9%。③两管分别开口于十二指肠不同点，较为少见，占 1% 左右。

肝外胆道系统血供具有动脉来源较多、分布和吻合复杂等特点。胆囊的血供主要来自胆囊动脉，其静脉不与胆囊动脉伴行，而是汇入门静脉右支。胆总管的血供主要来源于胃十二指肠动脉的分支，在其周围互相吻合成微细的小动脉丛，其静脉汇入门静脉，上段直接入肝。

三、胰腺

胰腺是人体内最大的消化腺，具有内分泌功能和外分泌功能。胰腺是一个狭长的实质性器官，质地柔软而致密，呈分叶状，为灰红色，长 12～20cm，宽 3～4cm，厚 1.5～2.5cm，重 75～125g。胰腺位于腹膜后，横置于腹上区和左季肋区，平对第 1～2 腰椎椎体。胰腺的前上方隔网膜囊与胃相邻，下方为横结肠及其系膜，后方有腹主动脉、下腔静脉、肝门静脉和胆总管等重要结构。其右端被十二指肠第一、二、三部分所形成的弯曲围绕，左端与脾门相邻。胰腺分为头、颈、体、尾四部分，各部之间无明显界限。胰头、胰颈部在腹中线右侧，胰体、胰尾部在腹中线左侧。胰腺钩突自胰头下外侧缘发出，其在胚胎学上与胰腺的其余部分来源不同。

胰管位于胰实质内。主胰管走行与胰的长轴一致，自左向右，多数朝后方，较少朝前方，从尾部经体、颈部走向头部，直径在胰尾约 1mm、胰体约 2mm、胰头约 3mm。主胰管沿途接收许多小叶间导管，最后于十二指肠降部的后内侧壁内与胆总管汇合成共同通道，而形成肝胰壶腹，并开口于十二指肠大乳头。亦偶有单独开口于十二指肠腔。此外，少数人可存在副胰管，多在胰头及钩突，行于主胰管上方，较主胰管细且短，开口于十二指肠小乳头，主要引流胰头前上部的胰液。主胰管和副胰管解剖变异很大。副胰管往往缺如，此时主胰管直接引流钩突的胰液。主胰管也可直接开口于十二指肠而钩突的胰液通过副胰管进入。主、副胰管很少相交。

胰腺的血供相当丰富。胰头主要由胰十二指肠上、下动脉供应，胰体、胰尾主要由脾动脉及其分支供应，少部分可直接由腹腔动脉及其分支供应。胰腺的静脉回流入脾静脉、肠系膜上静脉和门静脉。

四、解剖学异常

（一）十二指肠憩室

憩室是由部分肠壁向外扩张所形成的袋状突起。十二指肠憩室是小肠憩室最常见的部分，可分为原发性（假性）和继发性（真性）两大类。前者多见，其多发生在50岁以上人群，一般认为可能与肠腔内压力长期增高有关。十二指肠憩室几乎全部起始于十二指肠降部的肠壁中间，解剖上与胰腺关系密切，多数在胰腺的后方，部分可深入胰腺内。如果乳头位于憩室前壁上或靠近憩室前壁，在ERCP插管时用电凝（电切）打开壶腹的过程就变得十分危险，因此处肠壁很薄，会有穿孔进入腹膜腔的危险。十二指肠憩室是胆胰疾病常见的诱发因素之一，同时也是增加ERCP操作难度及操作相关并发症发生率的常见原因之一。

（二）胰胆管汇流异常

根据胰管和胆管的汇合方式分为：A型，胆管汇入胰管（B-P型）；B型，胰管汇入胆管（P-B型）；C型，副胰管同时显影。结合胰胆管汇入角度和共管有无扩张进一步可细分为：Ⅰ型，胰管和胆管成直角汇合，相当于A型；根据共管有无扩张分为Ⅰa、Ⅰb两个亚型。Ⅱ型，胰管和胆管成锐角汇合，相当于B型；根据共管有无扩张分为Ⅱa、Ⅱb两个亚型。Ⅲ型，相当于C型，包括胰管显影及有无复杂的管网；根据共管有无扩张、主副胰管是否相通，进一步分为Ⅲa、Ⅲb、Ⅲc1、Ⅲc2、Ⅲc3五个亚型。

五、手术解剖变异

（一）常见消化道重建术式

1. 毕Ⅰ式吻合 该术式将残胃与十二指肠直接吻合，不改变正常生理过程。

2. 毕Ⅱ式吻合 该术式将残胃与近段空肠吻合，十二指肠残端封闭。根据残胃、结肠、输入段、输出段的相对位置关系，又可以细分为：①Hoffmeister法。关闭胃小弯胃出口的一半，在胃大弯侧做胃空肠吻合，同时将空肠与整个残胃端对合。②Polya法。主要将空肠与胃断端吻合，空肠的吻合口可在结肠前或在结肠后。

3. 胃空肠Roux-en-Y吻合 该术式将空肠长臂与残胃吻合，空肠短臂在Treitz韧带下15cm左右与空肠长臂行端-侧或侧-侧吻合。

（二）胆肠吻合术

胆肠Roux-en-Y吻合是胆肠通道重建的标准术式。根据实际情况，常见的术式还有胆囊空肠吻合术、肝门空肠吻合术、胆肠桥式内引流、高位胆道T管外引流等多种术式。

胃肠、胆肠改道后的病例，ERCP难度常显著增高。除毕Ⅰ式吻合不改变生理通道结构对ERCP操作几无影响外，其他改道手术对操作成功率及术后并发症都有较大的影响。

参考文献：

［1］斯坦丁.格氏解剖学［M］.徐群渊，主译.39版.北京：北京大学医学出版社，2008.

［2］赵玉沛，陈孝平.外科学［M］.3版.北京：人民卫生出版社，2015.

［3］邹声泉.胆道病学［M］.北京：人民卫生出版社，2010.

［4］麦尔.沃氏人体解剖学图谱［M］.张栓才，马东亮，李月英，等主译.5版.西安：世界图书出版公司，2003.

［5］佐林格.佐林格外科手术图谱［M］.周汉新，主译.8版.北京：人民卫生出版社，2004.

［6］丁文龙，王海杰.系统解剖学［M］.3版.北京：人民卫生出版社，2015.

（程思乐 陆磊）

ERCP基本设备

ERCP目前已成为许多胆胰疾病的首选治疗方式，良好的设备、器械、附件是保证ERCP操作成功的基础，常见的有20余种。下面对ERCP操作中常见的设备、器械、附件进行介绍。

一、X光机

ERCP的实时显像需要依靠X光的透视完成，能用于ERCP的X光设备有多种，可根据实际情况选用，如放射及心血管介入使用的血管造影机、X射线胃肠造影机以及ERCP专用C臂机。前两种设备的射线剂量相对较大，占地面积及维护费用相对较高，适用于流量不大的医疗机构使用；而对流量较大的机构则推荐使用ERCP专用C臂机，射线剂量相对较小，彩色内镜影像和X光影像显示于同一平面，不用来回切换观看，另外还有录像功能及多功能脚踏控制器、球管水冷装置等。

二、内镜

（一）侧视镜

十二指肠镜是侧视镜，其特征是具有抬钳器，便于插管及各种附件的使用。常见的十二指肠镜有4.2mm和4.8mm孔径钳道，可以通过较粗的附件。标准的十二指肠镜一般可用于大部分2岁以上的儿童。另外还有专用的儿科十二指肠镜，钳道孔径仅有2.2mm，多数附件不能通过，一般仅用于诊断；超大孔径5.5mm的十二指肠镜一般用于胆道子母镜，目前已基本停止使用。

（二）前视镜

胃镜、大肠镜、小肠镜在一些特殊情况下也可用于ERCP的诊治中，如毕Ⅱ式吻合术后、胆肠吻合术后、Roux-en-Y吻合术后、肝管空肠吻合术后等解剖学结构改变的患者。由于前视镜系统并未配备抬钳器，故行插管和各种治疗时对附件的控制就会受限。

（三）小肠镜

单气囊和双气囊小肠镜使得较深位置的插管成为可能，因为配备套管和球囊，所以镜身得以固定，大多数解剖结构改变的患者均可通过小肠镜进行ERCP诊治，但小肠镜的长度较长，钳道孔径较细，使得许多附件的使用受限，且小肠镜为前视镜并缺少抬钳器，故而经小肠镜行使ERCP的总体成功率欠佳。

（四）超声内镜

常规ERCP失败、无法靠近乳头等情况出现时，部分医师可选择通过超声内镜引导下的胆道穿刺实现导丝置入，然后通过会师法行ERCP，此操作对技术要求较高，适合超声内镜穿刺技术成熟的机构使用。

三、ERCP相关附件

这些附属物件可以帮助医师完成ERCP的诊断和治疗，如插管相关附件、引流相关附件、诊断相关附件等。其中选择性插管是ERCP成功的前提，尤其是括约肌切开刀和预切开刀的使用大大提高了插管的成功率。

（一）造影导管

标准的造影导管是5～7Fr（Fr是导管尺寸的单位，1Fr＝1/3mm）的尖头或圆头直导管，可通过直径0.89mm的导丝，一些尖头导管只能通过直径0.46～0.64mm的细导丝，两者插管成功率目前没有研究数据进行比较，但是尖头导管有造成黏膜下注射的风险。头端可旋转的造影导管可变化头端角度，使得插管成功率得到提高，由于切开刀的出现，当前造影导管的使用率并不高。

还有用于测压的胰胆管测压导管，标准导管是注水的5Fr套管，头端为3.5Fr，可在研究Oddi括约肌动力时使用，目前有多种测压导管可供使用。另外目前无须注水的微传感器导管也已问世，此种导管可降低ERCP术后胰腺炎的发生风险，可根据需要选用。

（二）括约肌切开刀

拉式切开刀最初用于切开括约肌，由内含金属丝的塑料导管构成，金属丝距导管尖端有2～3cm暴露于管外。由于插管过程中向上弯曲的导管便于选择性进入胆道，故切开刀几乎代替造影导管成为ERCP中的首要插管附件。当前括约肌切开刀的类型有单腔、双腔、三腔。双腔切开刀能插入导丝或抽去导丝后注入造影剂，而三腔切开刀允许在留置导丝的情况下注入造影剂。可旋转式括约肌切开刀使操作者能改变切开刀的方向，有助于提高插管成功率。另外还有反向切开刀，可用于毕Ⅱ式吻合术后患者。

（三）括约肌预切开刀

常规插管方法失败后可采用括约肌预切开进入胰胆管，其中使用针状刀和括约肌预切开刀是最常用的进入胆道的方法。针状刀是导管末端突出的4～5mm长度的金属丝，改进后的针状刀具备双腔或三腔，可置入导丝或同时注入造影剂。括约肌预切开刀可实施乳头开窗术，新型的预切开刀增加了双腔，可用于进导丝或注入造影剂，便于一次性完成胆道括约肌操作。

（四）导丝

导丝是ERCP的基础附件，其地位至关重要。导丝有助于进入胰胆管并保持留置状态、置入或更换其他附件。插管、测压、括约肌切开、通过狭窄、扩张狭窄、取样、支架置入时均需要导丝辅助。通过狭窄段时通常需要超滑及弹性易弯曲头端的导丝，而胆道支架或扩张探条则需要较硬、紧绷的导丝，较硬的导丝能最大限度减少横向移位，有利于力的传导。

导丝通常沿切开刀或造影导管置入，注意避免导丝滑脱。现有导丝包括常规、亲水性、混合型导丝等，直径0.46～0.89mm，长度260～480cm，以及不同材质和涂层，如镍钛、弹性合金等，常见涂层有聚四氟乙烯及亲水涂层。各种导丝各有优缺点，聚四氟乙烯涂层导丝费用最低，新型的混合型导丝具备硬的体部和超滑头端，但是费用也较高，应根据不同场景选择应用不同的导丝以达到目的。

导丝的主要风险在于穿孔或置入附件失败，使用电刀时只能使用带涂层的导丝，完整的带涂层的导丝可以很好地隔绝电流，涂层有损坏的导丝是危险电流的潜在来源。

（五）交换辅助设备

导丝上需要进行各种附件交换，交换辅助设备可以减少对专业助手的依赖，并可以使用260cm导丝，同时可以减少透视时间，提高工作效率；但是也存在操作中难以再次使用同一附件、费用较高等问题。

（六）胆道快速交换系统

此系统由波士顿科学公司设计并推向市场，其优势是便于内镜医师对导丝的控制及附件更换。此系统由导丝锁扣、快速交换导管（RX导管）以及260cm导丝组成。锁扣能保持导丝的位置并容纳多条导丝，可进行多项介入治疗；快速交换系统可以缩短操作时间和减少透视时间，但是费用较高，并且快速交换附件相对局限。

（七）融合系统

此系统由COOK公司研发并推出，既可使用长导丝又可使用短导丝，故称为融合系统，包括双腔、三腔造影管和一个三腔括约肌切开刀，可以在不动导丝的情况下更换附件。其主要优点是可以在不退出导丝的情况下放置多个支架，这在放置狭窄部位支架时很有优势，另一个优点是可以取出未释放的10Fr支架。

（八）V系统

这是由奥林巴斯公司设计并推出的系统，除了用于奥林巴斯内镜及设备附件外，也可用于其他设备附件，以使医师或助手更容易控制导丝。V形内镜增加了抬钳器角度和V形槽，当抬钳器关闭时可以让内镜医师锁定导丝，还可以加强选择性胆道插管能力。V系统还有C钩、V标记、V鞘，均有助于对附件进行操控，可以快速交换附件，减少透视时间，在助手经验不足时也能够实施治疗性ERCP。

（九）塑料支架

支架的粗细、形状、长度均有多种类型，使用推送系统置入。大部分塑料支架由聚乙烯制成，小部分由聚四氟乙烯制成，直径为3～11.5Fr。支架直径与支架通畅时间成正比，支架直径越大，通畅时间越长，使用特殊涂层可能有一定改善作用，而其他改变均未获得成功。双猪尾结构有助于支架固定，可用于困难胆管结石以及肝门部狭窄；单猪尾支架可用于胰管引流。

根据不同支架大小，通常用圈套、异物钳、网篮取出。Soehendra支架回收器由COOK公司推出，头部呈螺丝状，可以在保持导丝位置不变的同时取出支架。

（十）金属支架

自膨胀式金属支架（self-expanding metallic stent，SEMS）扩张后直径可达8～10mm，裸支架不会因为细菌生物膜覆盖而造成堵塞，比塑料支架通畅时间要长。大多数金属支架由不锈钢或镍钛合金制成，有8mm、10mm两种规格，有全覆膜和半覆膜两种类型。半覆膜支架除了两端5mm之外均有膜覆盖，可防止肿瘤长入支架。全覆膜和半覆膜支架理论上均可取出，但半覆膜支架回收性略差，而全覆膜支架越来越多地用于良性胆胰疾病的治疗。裸支架的主要缺点是价格昂贵以及难以在短时间内取出。不同的金属支架其置入系统各不相同，需根据实际情况选用不同的置入系统。

（十一）鼻胆引流管和鼻胰引流管

鼻胆管用于胆道临时引流，一端位于胆道内，一端经鼻置于体外

鼻胆管案例一

注：本书二维码有效期截至2023年5月1日，2023年5月1日之后视具体情况对视频进行维护或下架操作。

引流，其长度约为250cm，直径5～7Fr，侧孔5～9个，有弯头、直头等不同类型。鼻胰管的直径为5Fr，可置入主胰管中或假性囊肿内引流。鼻胆管和鼻胰管均需经导丝放置，一端位于胆道或胰腺内，另一端从鼻腔拉出，外接引流装置进行引流。

鼻胆管案例二

（十二）组织取样装置

组织取样装置主要包括胆道细胞刷和胆道活检钳。胆道细胞刷分为单腔系统和双腔系统。使用单腔细胞刷系统时需要回拉刷子，回拉距离相对较长，会造成细胞损失；而双腔细胞刷系统可避免上述缺点，减少细胞损失。

圣诞树支架＋
活检

（十三）扩张装置

扩张装置一般包括气囊和探条。扩张的气囊直径规格有4～20mm不等，长度2～4cm，气囊也需要借助导丝进入，气囊有标志可在X光下显示最大扩张处。使用长度为5.5cm、直径为12～20mm的大直径气囊扩张乳头是安全有效的。Soehendra扩张探条的直径为6～11Fr，可沿导丝置入扩张狭窄。Soehendra支架回收器也可以扩张只能通过导丝的严重狭窄。

（十四）取石附件

取石附件一般包括取石网篮、取石球囊、碎石网篮等。

取石网篮有不同的大小和形状，其在打开时犹如一个张开的网篮，呈圈套状，方便套住结石并取出，新型网篮可通过导丝置入，到达多个部位取石。不同网篮功能的主要区别在于金属丝数量的多少。普通取石网篮难以取出直径大于1.5cm的结石。

取石球囊由头端囊及其身后的带腔导管组成，有5～6.8Fr的双腔或多腔导管，目前有8.5～20mm等多个尺寸的取石球囊。球囊可通过导丝或非导丝置入。

碎石网篮可压碎直径大于1.5cm的巨大结石。早期的碎石网篮需要退出内镜后再进行碎石，之后的机械碎石网篮可通过十二指肠镜沿导丝置入。碎石网篮有一次性和可重复性的区别，一次性的机械碎石网篮使用相对容易，且效果与重复使用的碎石网篮接近。

（十五）胆道镜

胆道镜可以在十二指肠镜的辅助下直接观察胆管和胰管。既往的胆道子母镜由于操作困难已几乎不用。目前使用的胆道镜均需要通过十二指肠镜的4.2mm操作孔道，内径大小为8～9Fr，有钳道，可进行活体组织检查（简称活检）以及激光碎石术和液电碎石术。目前除了波士顿科学公司的Spyglass外，均需要两位医师同时操作。另外超细胃镜（外径5～5.4mm，钳道2mm）可经切开的括约肌或扩张的乳头直接进入胆管或胰管。Spyglass具有四向可弯曲性和专门的冲洗管道，镜身细长，可进入上游胆道。

（十六）腔内超声

腔内超声可用于评估胆管狭窄的性质，探头可通过十二指肠镜钳道直接置入或通过导丝置入，以实时评估胆管狭窄及其周围血管结构，分辨良恶性。操作者的经验、花费、患者选择是限制该技术应用的常见因素。

（十七）激光共聚焦显微内镜

激光共聚焦显微内镜可通过钳道或造影导管置入胆管内直接观察腔内细胞结构，对于实时判断良恶性有较大帮助。目前的局限主要在于诊断标准不统一，设备昂贵以及使用寿命限制了该技术的推广。

上述是对于ERCP操作中常见的设备、器械、附件所做的简要介绍。操作中应结合实际情况使用不同的设备、器械、附件，争取通过最优的组合对患者进行最好的治疗。

（沈红璋）

消化内镜再处置过程中的难点与解决方案

消化内镜是临床最常用的软式内镜和诊疗仪器之一，是诊断和治疗消化道相关疾病的一种重要的医学手段。我国每年有数千万人次接受消化内镜检查和治疗，在美国每年大约有2000万例消化内镜手术开展。随着消化内镜诊疗技术的不断发展，消化内镜下检查和微创治疗在临床中的应用也日趋广泛。除了胃肠镜、小肠镜、超声内镜等常规检查外，消化内镜下治疗也从黏膜层进入浆膜层，因此对消化内镜再处理的要求也随之提高。近年来，国内外不断出现的消化内镜相关多重耐药菌感染的病例引起全球消化界和感控界的广泛关注。

由于消化内镜价格昂贵，目前国内外各个内镜中心使用的消化内镜都非一次性使用，所以在前一次使用完成后，必须对污染的消化内镜经过一系列严格规范的再处置过程，以保证再次使用的安全性，包括对内镜预处理、转运、测漏、清洗、消毒、终末漂洗和吹干等步骤。但消化内镜管腔细小繁多、结构复杂，尤其是十二指肠镜和超声穿刺镜，在使用后可能附有大量的黏液、血液、组织凝块，若污染的消化内镜在再处置过程中任一环节处置不当，都容易引起医源性交叉感染。本节旨在增进大家对消化内镜相关感染和再处置过程中难点的了解，以加强相关感染控制措施，最大程度地降低消化内镜相关感染传播的风险。

一、细菌相关感染

临床中通过内镜传播的细菌感染，其潜伏期一般较短，患者通常会出现明显的临床症状，较易识别出。在1974～1987年共报告有84例患者因内镜检查感染了沙门菌。内镜传播假单胞菌属的报道较为罕见，但2011年发现4名进行内镜检查的患者感染了耐多药假单胞菌，确定发生感染的原因为：内镜的清洗或漂洗不充分、洗刷时间较短，以及在储存前未充分干燥，湿润环境有利于生物膜的生长。生物膜的形成对细菌生长发挥极其重要的作用，如有助于肺炎克雷伯菌等细菌在非生物表面的存活，近年来耐药菌株的感染呈增多趋势。有报告显示61%的内镜在幽门螺杆菌感染患者使用后会被污染，但常规清洗消毒操作可将其清除。研究表明严格执行现有的内镜再处理指南可根除分枝杆菌和艰难梭状芽孢杆菌，并使其他细菌的芽孢失活。近年来美国发生多起与十二指肠镜相关的耐多药微生物感染事件，其中在耐碳青霉烯类肠杆菌感染的暴发病例中并未发现严重违反内镜再处理指南的情况，但与内镜难以清洁及其部分密封结构有关。Ribeiro等研究显示人体肠道中存在多种微生物会污染内镜的气（水）通道。

二、病毒相关感染

病毒感染的潜伏期较长，患者可能无症状或有轻微症状，很难将其与消化内镜检查联系起来，且通过消化内镜传播病毒的可能性非常小。

（一）丙型肝炎

Bronowicki等记录了丙型肝炎从1名感染患者传播到随后2名使用同一内镜进行结肠镜检查的患者，其归咎于内镜再处理时清洗不彻底。一项多中心前瞻性队列研究随访了8260名接受消化内镜检查的丙型肝炎病毒（HCV）血清阴性患者（其中912名患者使用曾用于HCV携带者的内镜进行检查），所有中心均遵守内镜再处理指南，在6个月后的随访测试中血清均为阴性。

（二）乙型肝炎

仅有几例病例报告通过消化内镜可能传播乙型肝炎。在一项前瞻性队列研究中，在研究遵循美国胃肠内镜学会（ASGE）再处理指南的前提下，30名血清阴性的患者使用曾用于乙型肝炎表面抗原阳性患者后的内镜进行检查后，血清均未出现阳性结果。

（三）艾滋病病毒感染

目前尚未见到通过内镜传播艾滋病病毒（HIV）的报道。使用清洁剂清洗内镜可去除大约99%的病毒，随后用戊二醛消毒可消除内镜中的病毒。

三、其他微生物相关感染

（一）寄生虫感染

1976年的一份报告记录了4名患者从被污染的仪器中感染了圆线虫。目前尚未发现其他通过内镜传播寄生虫的报道。

（二）真菌感染

目前没有通过消化内镜传播真菌感染的病例记录。

（三）朊病毒感染

克-雅脑病是一种神经系统疾病，通过一种叫作朊病毒的蛋白质物质传播。消化内镜检查不会使内镜或附件接触到朊病毒感染的组织，目前亦没有克-雅脑病通过内镜传播的报道。

四、消化内镜再处置过程中的难点

内镜清洗消毒不彻底是医院感染的重要影响因素之一。美国疾病控制与预防中心（CDC）指出：受污染的内镜与其他医疗设备相比更易发生感染；加强内镜清洗消毒，保障内镜诊疗的安全性，控制内镜所引发的医院感染，对于防止多重耐药细菌的传播至关重要，也是业内广泛关注的问题，彻底清洗是保证内镜消毒灭菌质量的前提。复用医疗器械使用后残留血液、黏液等，其有机污染物含有大量的纤维蛋白原，纤维蛋白原变性凝固成为纤维蛋白而附着在内镜表面和内腔壁，给消毒灭菌带来困难甚至造成失败。注重清洗环节，确保清洗合格是保证消毒灭菌效果、防止医源性感染的重要途径。清洗是用物理和化学的方法，清除物体表面污物的操作，是去除微生物及有害物质的关键措施，也是医疗用品进行再处理的重要过程。但内镜价格昂贵、种类繁多，其光学纤维对热量和化学品敏感，无法进行高压蒸汽灭菌和消毒剂的长时间浸泡，而且内镜结构复杂，管道多且细长，不易清洗和消毒。

美国紧急医疗研究所（ECRI）于2013年发布的年度《十大医疗技术危害》指出软式内镜技术危害居首位，其中关于软式内镜造成的交叉感染通常是由于医务人员未能遵从清洁和消毒指南或使用受损及功能不全的设备造成的，可造成不便、恐慌甚至致命感染，危害极大。欧洲胃肠内镜学会（ESGE）、美国CDC、美国食品和药物管理局（FDA）、ASGE、美国感染控制和流行病学专家委员会（A-PIC）、美国消化内镜护士协会（SGNA）以及日本、澳大利亚等国家均制定了相应的清洗消毒指南。各指南均推荐不管手工处理还是自动清洗消毒机清洗消毒，对使用后软式内镜的处理流程都必须包括床旁预处理、测漏、手工清洗、浸泡、消毒（手工或自动清洗消毒机）、终末浸泡、干燥及储存等一系列步骤。

在我国，于2003年由卫生部颁布了《内镜清洗消毒机消毒效果检验技术规范（试行）》。之后，我国卫生行政管理部门先后为内镜清洗消毒和灭菌颁布多部专门规范和标准，包括《内镜清洗消毒技术操作规范（2004年版）》、2011年版《内镜与微创器械消毒灭菌质量评价指南（试行）》《内镜自动清洗消毒机卫生要求》（GB 30689-2014）和《软式内镜清洗消毒技术规范》（WS 507-2016）等。最新颁布的《软式内镜清洗消毒技术规范》中，对软式内镜的清洗消毒做了更为细致的规定。处理流程同样包括床旁预处理、测漏、手工清洗和酶洗、高水平消毒或灭菌、终末浸泡、干燥和储存等步骤，以确保清洗消毒效果，最大限度地降低感染风险。

作为一种需要直接进入人体体腔的设备，其清洗、消毒、灭菌处理至关重要。有文献报道，由于内镜处理不当引起的院内感染占0.8%～1%，在清洗和灭菌后的内镜中仍然能检测出致病菌，如HCV、绿脓杆菌、非典型分枝杆菌等。为什么经严格清洗、消毒或灭菌的消化内镜仍然能检测出致病菌？因为消化内镜的工作通道细小狭长，即使腔道内某处存在生物膜（生物膜也称为生物被膜，是指附着于有生命或无生命物体表面被细菌胞外大分子包裹的有组织的细菌群体，生物膜细菌对抗生素和宿主免疫防御机制的抗性很强），但清洗缺少靶向性，也会降低清洗的有效性。那么怎样清洗才能有效去除生物膜？目前市场上有去除生物膜的清洗剂，在人工生物膜模型上做过研究，表明在一定的温度下有较好的去除生物膜的效果，但这仅停留在人工生物膜的模型上。在实物内镜上，由于不同腔道细长弯曲，去除生物膜清洗剂的有效性有待进一步研究和证实。

现阶段，美国FDA发布了一系列关于十二指肠镜处理流程的补充措施，包括定期进行微生物培养、行高水平消毒后环氧乙烷灭菌、使用液体化学灭菌剂处理系统以及重复高水平消毒，建议医疗机构根据自身情况使用以上一种或多种措施，以进一步降低十二指肠镜相关的医院感染风险，保证患者安全。美国多建议行高水平消毒后环氧乙烷灭菌并定期进行微生物培养。然而也有学者表示，虽然环氧乙烷是美国 FDA 唯一通过的可用于胃肠内镜的低温灭菌气体，但由于环氧乙烷本身的毒性和致癌性，还需要更多的研究来评估其使用的安全性，而且产生了生物膜的内镜，没有彻底清除生物膜之前即使采用了环氧乙烷灭菌，仍然能检测出致病菌。

2017 年 10 月在德国波恩举办的第 18 届世界灭菌大会上，来自多个国家的感控专家就"内镜去除生物膜——论清洗因素的重要性"这一主题进行专门学术交流和讨论，提出内镜表面在使用不久后就形成了一层由体液、蛋白质、多糖和其他成分组成的膜，这种表面特性的改变使细菌开始定植和生长，最终形成生物膜。一旦生物膜在内镜中形成，就很难彻底根除。

五、消化内镜中心感染控制策略

（一）管理与培训

1. 消化内镜中心应建立科室感染管理组织体系　依据国家相关医院感染管理规范及标准，结合本科室实际情况，制定环境清洁与消毒制度、消毒隔离制度、职业防护制度及职业暴露的应急预案、医疗废物处理制度、内镜使用后再处理规程等感染相关管理制度并严格落实，应有相对固定的专人从事内镜清洗消毒工作，并指定专人负责质量监测工作。《软式内镜清洗消毒技术规范》（WS 507-2016）（以下简称《规范》）指出消化内镜中心的洗消人员无须一定是护理人员，经培训后的工勤人员也可以胜任。因为《规范》里没有对洗消人员资质作出明确规定，比如说一定要有护士执照，而且医院消毒供应中心的清洗岗位大多数也是经培训的工勤人员。但规范化培训和准入很重要，执行中重点应该是做好持续的继续教育和常规的质控考核，从而确保工勤人员工作质量。

2. 内镜的清洗消毒人员培训原则　内镜的清洗消毒工作是一项专业性很强的工作，应定期对从事内镜清洗消毒的工作人员集中进行培训，使其全面了解、掌握清洗消毒相关规范精神和消毒技能。特别是新上岗人员必须接受培训，达到百分之百持证上岗。

3. 规范的岗前培训

（1）了解清洗消毒过程中每个步骤的作用原理和重要性。

（2）能够阅读、理解并执行制造商提供的有关正确清洁和高水平消毒软式内镜及其配件的说明。

（3）正确使用内镜自动再处理系统和其他设备，对于不经常使用的专业内镜，应增加能力验证频率。

（4）当医疗机构刚引进新型号的内镜、配件、阀门和自动内镜再处理器时，应进行全面的再处理培训，并有文件可证明人员的再处理能力，高效、细致地完成所有内镜再处理工作，保持严格遵从洗消方案的习惯。

（5）根据医疗机构的相关政策和方案，立即报告再处理过程中出现的任何违规情况。

（6）了解内镜再处理的安全危害，并采取适当措施保护自身和他人。

（二）消化内镜使用后再处理

1. 消化内镜再处理　参阅2018年更新的ESGE以及欧洲胃肠病和内镜护理联合学会（ESGENA）声明的建议、2019年世界胃肠病学组织（WGO）内镜消毒更新资源相关性再处理指南和我国现行《规范》，消化内镜再处理过程中强调以下注意事项。

（1）内镜再处理的一般原则：内镜再处理首先应遵循国家规范严格执行操作及管理。为最大限度减少内镜再处理效果的影响因素，仍应不断探索，完善内镜再处理操作流程。强化每一个内镜再处理流程的操作方案和质控标准。每一个操作步骤和细节管理参照《规范》。

（2）特殊构造内镜

1）对于具有副送水、抬钳器或水（气囊）管道的特殊内镜，建议采用清洗连接器清洗，对于十二指肠镜和线阵超声内镜的抬钳器管道和先端部，冲洗和刷洗时注意反复升降抬钳器不少于3次。先端帽可拆卸的，应按照厂家指导的"一推、二旋、三拉"的动作要求取下先端帽，不能拆卸的，更加强调先端部无死角刷洗。

2）未使用全管路灌流器的，需使用注射器连接清洗连接器向抬钳器钢丝管道、水（气囊）注气管、副送水管道注入适量清洗剂、消毒（灭菌）剂，确认内镜先端没有气泡冒出，有抬钳器装置的内镜，往复扳动抬钳器控制钮，升起和降下抬钳器不低于3次。

（3）其他灭菌方式：目前，许多国家不接受液体浸泡灭菌的方式，因为无合适的灭菌包装材料和灭菌效果检测方法，灭菌效果在患者使用前无法维持。只有在经过彻底的清洗和消毒后才能有效灭菌。因为消化内镜管腔数量、长度和直径超过了很多现有灭菌器的处理能力，所以用过氧化氢灭菌对于胃肠镜有技术局限性。臭氧对于内镜表面材质有损伤作用，不宜使用。环氧乙烷气体灭菌受配置条件和内镜复用周转频率限制。低温蒸汽甲醛灭菌显示出良好的灭菌效果，与环氧乙烷气体灭菌相当，为我们提供了另一种选择。

2. 加强质量监测与记录 应严格遵循国家相关技术规范，对内镜中心各项工作进行质量监测并做好记录，确保质量安全。当遇到医院感染暴发并怀疑与内镜工作相关时，应随时进行质量监测。

（1）内镜清洗质量监测：依照《医疗机构消毒技术规范》（WS/T 367）和《规范》对清洗后内镜进行质量监测和记录。

1）日常监测：用目测法或用带光源放大镜监测内镜清洗质量，清洗后内镜应达到无血渍、污渍、水垢等残留物质和锈斑，并检测内镜清洗设备运转是否正常。

2）定期抽查：每月抽查3次以上清洗后内镜的清洗效果，并记录监测结果。对于十二指肠镜抽检的频次必须加强。

3）可采用蛋白残留测定、ATP生物荧光测定等监测内镜清洗和清洁效果。

（2）内镜消毒（灭菌）剂浓度和染菌量质量监测

1）对使用中或使用前的内镜消毒（灭菌）剂浓度的监测时机和方法应遵循《规范》。

2）每季度进行消毒（灭菌）剂染菌量监测，监测方法应遵循WS/T 367。

（3）消毒（灭菌）后内镜质量监测

1）高水平消毒内镜质量监测：每季度对消毒后内镜进行微生物检测一次，监测内镜数量应遵循《规范》，对于十二指肠镜建议每月进行微生物检测一次。

2）灭菌内镜质量监测：①环氧乙烷灭菌。遵循《清洗消毒灭菌技术操作规范》，每个灭菌批次均应进行生物学监测。②过氧化氢低温等离子灭菌和低温蒸汽甲醛灭菌的监测遵循《医院消毒供应中心第3部分：清洗消毒及灭菌效果监测标准》（WS 310.3-2016）的要求。③化学浸泡灭菌。建议每月对灭菌后的内镜进行微生物监测。采样方法遵循WS/T 367。

（4）内镜自动清洗消毒机质量监测

1）内镜自动清洗消毒机相关要求符合GB 30689-2014的规定。

2）微生物监测与记录遵循《规范》的规定。

（5）手卫生和环境、物体表面质量监测：遵循《医务人员手卫生规范》（WS/T 313-2019）和《医院消毒卫生标准》（GB 15982-2012），每季度对手卫生和环境、物体表面进行一次微生物监测并留存结果。

3. 监测异常的应对

（1）取样过程的污染：内镜重新清洗消毒处理后再取样。

（2）环境污染

1）内镜再清洗消毒处理。

2）由感控科对转运车进行取样。

3）对所有内镜清洗槽的水质进行采样检测菌落数，对内镜室、洗消室的空气做细菌培养，监测清洗消毒室、储镜柜的温湿度，以及对清洗消毒剂的浓度进行监测。

4）定时更换水处理系统的过滤膜和过滤网。

5）所有监测结束后，对内镜重新取样。

（3）微生物污染

1）用特定的封存袋对内镜进行封存。

2）查看各清洗消毒环节有无漏洞。

3）对内镜进行测漏，查看有无管道故障。

4）对水源、过滤膜、灌流器接口、水龙头等各个环节进行采样监测，定期检测清洗消毒设备，追根溯源，再采样合格即可使用。

5）对内镜再处理后重新取样，取样合格后即可正常使用；取样不合格，再对内镜进行进一步监测。

参考文献：

[1] MUSCARELLA L F. Risk of transmission of carbapenem-resistant Enterobacteriaceae and related "superbugs" during gastrointestinal endoscopy [J]. World J Gastrointest Endosc, 2014, 6 (10): 457-474.

[2] KOVALEVA J, M PETERS F T, VAN DER MEI H C, et al. Transmission of infection by flexible gastrointestinal endoscopy and bronchoscopy [J]. Clin Microbiol Rev, 2013, 26 (2): 231-254.

[3] Society of Gastroenterology Nurses and Associates, Inc. Guideline for the use of high-level disinfectants and sterilants for reprocessing of flexible gastrointestinal endoscopes [J]. Gastroenterol Nurs, 2000, 23 (4): 180-187.

[4] MUSCARELLA L F. Evaluation of the risk of transmission of bacterial biofilms and Clostridium difficile during gastrointestinal endoscopy [J]. Gastroenterol Nurs, 2010, 33 (1): 28-35.

[5] RIBEIRO M M, DE OLIVEIRA A C. Analysis of the air/water channels of

gastrointestinal endoscopies as a risk factor for the transmission of microorganisms among patients ［J］. Am J Infect Control，2012，40（10）：913-916.

［6］BRONOWICKI J P，VENARD V，BOTTÉ C，et al. Patient-to-patient transmission of hepatitis C virus during colonoscopy ［J］. N Engl J Med，1997，337（4）：237-240.

［7］RUTALA W A，WEBER D J. Gastrointestinal endoscopes: a need to shift from disinfection to sterilization? ［J］. JAMA，2014，312（14）：1405-1406.

（楼奇峰　余爱玉）

ERCP术前准备

ERCP问世近半个世纪，技术已非常成熟，是治疗诸多胆胰系统疾病的首选方式。然而，ERCP仍是风险最高、操作最难的内镜技术之一，其并发症仍不少见，尤其是严重并发症，一旦发生，就会非常棘手。因此，在ERCP术前应对患者情况进行正确、客观的评估，严格掌握适应证、禁忌证，避免不必要的检查和治疗等，这些是预防并发症发生的重要环节。以下主要就ERCP术前评估、术前准备、抗凝剂及抗血小板药物的使用、药物性预防术后胰腺炎、预防性抗生素的使用、造影剂相关过敏问题，以及适应证和禁忌证的把握等方面进行介绍。

一、术前评估

（一）心理评估

ERCP属于有创性操作，其操作难度大、时间长，有可能产生并发症，加之患者对于ERCP认知有限，手术常常引起患者的不适。对于绝大多数受检者来说，ERCP操作是一种比较严重的应激源，焦虑、恐惧、紧张是较为常见的应激反应，与此同时，受检者还可能会出现血压升高、心率加快等生理性反应，对ERCP诊疗过程以及治疗效果产生极为不利的影响。在临床实践中，我们时常遇到有的受检者在ERCP术前极度紧张，与平时判若两人；或在刚躺上内镜检查床时由于恐惧而临时拒绝行内镜检查；或术中躁动不安使得内镜医师无法继续操作；或术后自行拔除引流管等。

这些行为往往会导致并发症发生。随着现代医学模式由单纯生物医学模式向生物-心理-社会医学模式转变，了解受检者的心理状态是医患沟通成功的关键，同时也是保证内镜诊疗措施能够顺利施行的重要基础。

内镜医师要学会设身处地地从患者利益出发，掌握交流技巧，与患者建立信赖关系。进行有针对性的解释、开导，运用亲切的语言给患者讲解有关ERCP操作的情况，让受检者充分知晓ERCP术的必要性、目的、过程、注意事项以及配合要领，帮助受检者消除顾虑，充分调动其积极性，使受检者理解、自愿接受，并且有信心完成此项检查和治疗，从而减轻患者的焦虑程度和应激反应。

（二）体质评估

体质评估包括患者的年龄和体重。年龄是患者体质评估的最佳量化指标。随着年龄的增长，受检者反应能力减退，器官功能减退，代偿功能逐渐降低，当遇到应激、出血、药物、内镜操作，甚至手术并发症干扰时，器官功能可能出现衰竭，并最终导致死亡。某些疾病可加速机体老化，导致患者的生理年龄大于实际年龄，如糖尿病、心肌梗死可使患者的生理年龄提前3～17年。许多资料表明，手术并发症和病死率与年龄成正相关。肥胖也是重要的体质状况参数，肥胖者往往同时伴有高血压、糖尿病、心脑血管疾病以及呼吸睡眠暂停综合征等，ERCP术中出现的胆心反射以及短暂的低氧血症容易导致脑卒中、心绞痛、心肌梗死和深静脉血栓等并发症。

（三）基础疾病评估

1. **心血管疾病**　相关临床观察发现，ERCP操作过程中常发生各种心律失常及心肌缺血事件，尤其是老年人以及合并心脏疾病的患者。其发生主要可能与以下因素有关：内镜压迫气管、食管，胃的机械性刺激，胃肠道内压力增高，迷走神经张力增高以及由于应激和焦虑所导致的儿茶酚胺分泌增加。

2. **肺部疾病**　严重的肺部疾病，例如慢性阻塞性肺疾病、支气管扩张、胸腔积液、肺大疱等，由于限制性或阻塞性通气功能障碍，患者往往难以耐受长时间的消化内镜诊疗过程。ERCP术中使用的镇静剂、镇痛剂可在一定程度上抑制呼吸，应谨慎使用。此类患者在ERCP术中易出现低氧血症，尤其是术中采用了特殊的左前卧位，会压迫心脏并影响呼吸运动。ERCP术后常常要放置鼻胆管引流，可导致患者口咽分泌物增加，加之患者咽部疼痛导致不愿意咳痰，往往会造成吸入性肺炎，发生院内感染。

3. 慢性肝病 接受ERCP治疗的肝胆疾病患者大多合并有肝功能异常。肝功能异常会影响药物的正常代谢过程，导致药物半衰期延长。对于此类患者，使用常规剂量的阿片类镇痛药可能出现更多的药物相关副作用，例如呼吸抑制、诱发肝性脑病等。肝硬化失代偿期患者多合并食管胃底静脉曲张、黄疸、腹水、血小板减少、凝血功能异常等情况，在进行ERCP操作时出现消化道出血的概率大幅增加。

4. 尿毒症 尿毒症患者往往存在多器官损害，如伴发高血压、糖尿病、贫血、骨质疏松、水电解质紊乱、凝血功能障碍等。如果患者基础情况较差，营养状况不佳，对感染和创伤的抵御能力较差，则施行ERCP的风险极高。

5. 糖尿病 糖尿病患者大多存在动脉粥样硬化、中枢及周围神经病变等情况，部分患者甚至已经出现过心肌梗死以及脑卒中等事件。此类患者行ERCP时，往往因术中低氧血症或胃肠道牵拉刺激导致心血管并发症的产生。

6. 恶性肿瘤 恶性肿瘤患者多存在营养不良、抗感染能力低下以及机体耐受力减退的情况。尤其是化疗期间，不宜施行ERCP术，一旦出现并发症，患者往往预后极差。

二、术前准备

（一）ERCP适应证

1. 胆管结石、肿瘤、炎症、寄生虫病。
2. 不明原因的阻塞性黄疸。
3. 复发性胰腺炎、胆源性胰腺炎、慢性胰腺炎、胰腺肿瘤。
4. 胆胰先天性畸变，胰胆管汇流异常。
5. 胆胰手术或外伤后胆瘘、胰瘘、狭窄。
6. 胆囊切除、胆管手术后症状复发，Oddi括约肌功能紊乱。
7. 怀疑有十二指肠乳头、壶腹部病变者。
8. 无手术指征的胆道及胰腺肿瘤患者。

（二）器械准备

ERCP操作必须备齐以下器械：十二指肠镜、导丝、造影导管、乳头切开刀、取石器、碎石器、扩张探条、扩张气囊、引流管、支架、内镜专用的高频电发生器、注射针和止血夹等。所有的器械符合灭菌要求，一次性物品按有关规定处理，常用易损的器械均应有备用品。

三、ERCP并发症保障险

近些年来，随着我国经济社会的发展、医疗水平的提高，我国人均预期寿命不断提高，2018年已达到77岁。为减少ERCP并发症发生率，医学界一直致力于在各个层次上努力加强管理，包括适当的培训、良好的医疗实践、仔细选择患者，以及一旦发生并发症就及时正确地处理。在此背景下，为了进一步提高ERCP的质控、减轻患者由于并发症带来的额外经济负担，杭州市第一人民医院在国内创新性地提出了ERCP并发症保障险，通过这种尝试，努力为患者提供一张"安全网"。

我们邀请了相关医疗保险公司，设计了ERCP并发症保险方案。保险费仅为85美元（约550元人民币），涵盖了常见的ERCP并发症，包括术后胰腺炎、感染、出血、穿孔以及ERCP手术期间和（或）之后的脑血管意外。我们鼓励接受治疗的患者或其家属在手术前自愿购买保险。

这项保险是当前中国的医疗保健系统下的一个创新探索。其有以下诸多益处：第一，保险公司承诺对于术后因ERCP并发症离世的患者最高得到10万元的赔偿金，出现常见并发症且最终治愈的患者可最多获赔2万元赔偿金；第二，患者会多一份安心，知道医师采取了预防措施，以弥补因ERCP后的医疗账单而造成的经济损失，而且根据我们的问卷数据，大多数患者认为保险是可以负担的，他们愿意支付，从而为并发症的风险做准备，这让他们安心；第三，考虑到大型ERCP中心拥有更好的ERCP基础设施和更有经验的ERCP从业人员，该保险产品只适用于三级转诊医院的ERCP医师，这可以促使具有ERCP手术适应证的患者转入高级医院，从而降低高难度手术并发症发生的风险，有利于提高ERCP质量。

本ERCP并发症保障险是ERCP从业人员为患者减轻并发症的经济负担而进行的探索。

四、长期使用抗凝剂及抗血小板药物

长期应用抗凝剂及抗血小板药物的患者存在出血倾向，对确需行乳头括约肌切开术而又存在出血风险的患者，通常需要在术前暂时中断应用这些药物。由于暂停抗凝治疗而发生血栓栓塞的风险相对较低，所以可以在治疗操作前短期内停止使用。就术前停用时间，需结合患者的具体病情全面了解抗凝及抗血小板药物的使用情况及评估停药后可能出现的血栓栓塞风险。英国胃肠病学会（BSG）及ESGE于2016年联合发布指南，就长期使用抗凝及抗血小板药物的患者在内镜诊治时所面临的问题进行了阐述。ERCP下行乳头括约肌切开术是一项高风险的内镜操作，对于低血栓栓塞风险（如缺血性心脏病、脑血管疾病等）的患者，如服用抗血小板聚集的药物（如氯吡格雷、普拉格雷、替格瑞洛等），推荐停药5天；若服用两种抗血小板聚集的药物（一种是阿司匹林，另一种是氯吡格雷或普拉格雷等），则无须停用阿司匹林；如服用华法林，推荐停药5天，术前需监测国际标准化比值并确保其小于1.5。对于高血栓栓塞风险（如冠状动脉支架术后）的患者，如内镜治疗前放置药物洗脱支架超过12个月或置入冠状动脉裸金属支架超过1个月，在咨询心血管病专家的前提下，可停用氯吡格雷、普拉格雷、替格瑞洛等5天，其间继续服用阿司匹林；如服用华法林，则推荐暂时停用，改用低分子量肝素替代。对于所有使用华法林的患者，应向其告知术后出血的风险要高于使用非抗凝药物的患者。而国内2018版ERCP诊治指南建议长期抗凝治疗的患者，在行乳头括约肌切开术前应考虑调整有关药物，如服用阿司匹林、非甾体抗炎药（NSAID）者，应停药5～7天；服用其他抗血小板聚集药物（如氯吡格雷、噻氯匹定等），应停药7～10天；服用华法林者，可改用低分子量肝素或普通肝素，内镜治疗后再酌情恢复。此外，如暂停抗凝治疗后发生血栓栓塞的风险很高，就应考虑暂时不行乳头括约肌切开术，可用经内镜胆道内支架放置术、乳头气囊扩张术等办法避免乳头切开，以保证患者的安全。

五、预防ERCP术后胰腺炎（post-ERCP pancreatitis，PEP）的药物

急性胰腺炎目前仍是ERCP最常见的并发症。然而，预测ERCP术后是否发生胰腺炎非常困难。故严格掌握适应证非常重要，需着重关注存在高危因素的患者，如性别、年龄、可疑Oddi括约肌功能障碍（sphincter of Oddi dysfunction，SOD）、过敏体质、复发性胰腺炎等。如存在多种危险因素，则PEP的发生风险显著增加。在ERCP使用数十年间，总的PEP的发生率为5%～10%，有高危因素者为20%～40%；但在过去的15年间，PEP的发生率显著降至2%～4%，其中重症急性胰腺炎（severe acute pancreatitis，SAP）的发生率不足0.2%。然而，一旦发生SAP，就会对患者造成严重后果。因此，有效预防PEP，显得尤为重要。

药物预防是众多预防PEP研究中最多的一种，大量不同的药物曾被用来研究预防PEP，然而多数结果令人失望。ESGE就预防PEP的2014修订版指南中指出目前预防PEP的众多药物中，只有NSAID类的双氯芬酸及吲哚美辛被证实有效，并推荐所有

患者在ERCP术前或术后常规经肛门立即给予双氯芬酸或吲哚美辛100mg；可能有效的药物有生长抑素、奥曲肽及硝酸甘油等，ESGE认为对于PEP的高危因素患者，如存在非甾体抗炎药禁忌或预防性胰管支架放置不成功时，应给予舌下含服硝酸甘油或微泵静推生长抑素250μg可能有效；ESGE不推荐传统的蛋白酶抑制剂加贝酯、乌司他丁预防PEP，但认为新型的蛋白酶抑制剂萘莫司他对于预防低危因素的PEP可能有效。现已证实无效的药物有糖皮质激素、降低Oddi括约肌压力的药物（硝酸甘油除外）、抗氧化剂、肝素、白细胞介素10（IL-10）、抗炎性药物（双氯芬酸、吲哚美辛除外）、己酮可可碱、塞马莫德、重组血小板活化因子乙酰水解酶等。美国胃肠病学会（ACG）2013版治疗急性胰腺炎的指南同样指出非甾体抗炎药是药物性预防PEP的最有效药物，存在高危因素的患者获益最大。综合考虑经济性、风险及潜在获益，术前、术后应常规经直肠使用双氯芬酸、吲哚美辛预防PEP，尤其是存在高危因素的患者。目前对于最适剂量尚存争议，ACG推荐高危因素的患者ERCP术后即刻给予吲哚美辛100mg。以上药物要完全预防PEP的发生是困难且不现实的，所以ERCP术前充分评估患者的病情及危险因素非常关键。非甾体抗炎药价格低廉，且作为药物预防PEP唯一证实有效的药物，应常规在ERCP术前、术后应用，对于存在多种高危因素的患者，可酌情联合使用生长抑素、奥曲肽等抑制胰腺分泌的药物。

六、术前预防性使用抗生素

ERCP术前是否应常规使用抗生素预防ERCP相关感染，目前仍存在争议。现已基本达成共识的是，如术前已证实存在胆道梗阻或胆道感染，则ERCP术前应使用广谱抗生素进行预防性抗感染。现阶段主要争议点聚焦在术前无明显证据显示存在急慢性胆管炎、急慢性胆囊炎或重症胰腺炎等情况时，是否应常规使用抗生素。ASGE发布的消化内镜预防性使用抗生素的指南中，对于已知或可疑有胆道梗阻且ERCP介入后仍无法实现完全引流的患者（如肝门部狭窄、原发性硬化性胆管炎等），推荐术前预防性使用抗生素且术后继续使用；抗菌谱需覆盖胆系菌株如革兰阴性菌、肠球菌等；如术后引流充分，则不推荐继续使用抗生素，但有一例外情况，即肝移植术后造成的胆道狭窄，ERCP术后即使引流充分，也推荐继续使用抗生素；存在胆道梗阻的患者，如ERCP后可达到充分引流，则不推荐预防性使用抗生素；如不存在胆道梗阻，ERCP术前不推荐使用抗生素；如胰腺囊肿、假性囊肿与主胰管存在交通支，则ERCP术前推荐预防性使用抗生素。我国的2018版ERCP诊治指南与ASGE观点类似，指出没有必要对所有拟行ERCP患者常规术前使用抗生素，但有以下情况之一者，应考虑预防性使用抗生素：

1.已发生胆道感染或脓毒血症。

2.肝门部肿瘤。

3.器官移植（免疫抑制）。

4.胰腺假性囊肿的介入治疗。

5.原发性硬化性胆管炎。

6.有中高度风险的心脏疾病。

建议应用广谱抗生素，抗菌谱需覆盖革兰阴性菌、肠球菌及厌氧菌。此外，2010年，考克兰肝胆学组就ERCP术前无胆胰感染证据的患者是否应预防性使用抗生素做了系统性文献回顾，纳入9项随机对照试验研究，抗生素组与对照组比较，发现使用固定效应模型的Meta分析时，结果更加倾向于预防性使用抗生素；然而，随机效应模型的Meta分析发现预防性使用抗生素仅对减少术后菌血症的发生具有统计学意义，其他并发症与对照组无明显差异。结论认为ERCP术前预防性使用抗生素能减少术后菌血症的发生率，对于预防术后胆管炎、脓毒血症的发生可能有效，结论需进一步经多项随机对照试验研究证实。

七、造影剂（contrast medium，CM）的过敏问题

截至目前，尽管有多个静脉内CM过敏的相关报道，但与ERCP相关的CM过敏问题少有提及，且无相关发生率数据可查。然而，ERCP术中一旦发生严重的CM过敏，将非常凶险，因此，ERCP相关的CM反应需得到足够的重视。CM反应大致可分为非过敏反应与过敏反应。前者多与剂量及渗透性相关，而后者通常发生迅猛。急性CM反应可分为轻度、中度及重度。轻度反应具有自限性，持续时间短暂，通常无须特别处理；中度反应对对症支持处理疗效良好；重度反应罕见，需立即复苏治疗。此外，尚有迟发性反应，常在CM应用后1小时至7天内发生，但多数轻微。目前ERCP相关CM反应数据非常缺乏，数据多参考放射学相关指南。预防静脉内CM过敏的药物主要有糖皮质激素类的泼尼松与甲泼尼龙，但均未在ERCP中证实其有效性。2005年，ASGE就ERCP中使用放射学CM相关问题的报道中指出，低渗性CM较高渗性CM在预防过敏反应上更加安全，在减少非静脉性CM不良事件的发生率上，缺乏有力的证据支持低渗性CM可减少ERCP相关过敏反应；对于CM过敏反应的高危患者（如既往有静脉内CM严重反应），使用预防性糖皮质激素类药物和（或）低渗性CM的替代治疗（如气体造影术、非荧光透视的光学胆道镜或胰管镜等），理论上可能有助于减少过敏反应的发生。此后，Draganov等就ERCP使用含碘CM后发生不利事件做了前瞻性研究，纳入601例，80例既往有静脉CM反应，余521例中215

例有贝类、鱼类或其他过敏史。经研究发现ERCP中使用含碘CM后即使在过敏反应的高危患者中过敏反应发生率也极低，可以认为ERCP术前没有必要预防性使用抗过敏药物。ASGE发表的2016版ERCP相关不良事件指南同样认为对于既往有食物过敏史或静脉内造影剂过敏史的患者，ERCP围手术期无须预防性使用药物来预防CM过敏。综上，不推荐ERCP术前常规使用抗过敏药物，但术前应常规备好抢救药物及复苏设备，一旦发生过敏反应，就可以立即采取抢救措施。

八、ERCP禁忌证及高危患者的处理

只有详尽地对患者疾病局部和全身情况进行综合分析、判断，才能做出是否适合ERCP的正确决定。术前应对病情、诊断有充分的了解，对生化报告提示梗阻性黄疸但影像学检查无明显胆道扩张者，不宜贸然实施ERCP治疗。由于ERCP属于微创治疗，适应证较广泛，但有以下情况之一时，一般认为是ERCP的禁忌证。

1.严重心脏病，如严重心肌梗死、重度心力衰竭、严重心律失常等。

2.严重高血压、脑供血不足。

3.严重肺部疾病，如重度哮喘、呼吸衰竭而不能平卧者。

4.精神失常而不能合作者。

5.近期有胃肠道或盆腔手术史或放、化疗史。

6.急性重症咽喉部疾病，内镜不能插入者。

7.消化道梗阻未缓解，消化道穿孔急性期。

然而，上述禁忌证并不是绝对的。在疾病严重危及患者生命时，通过权衡利弊，在充分了解患者病情，充分做好术前准备，以及医患沟通良好的情况下，也可考虑行ERCP术。例如，急性梗阻性化脓性胆管炎（acute obstructive suppurative cholangitis，AOSC）、SAP等患者，合并高龄、心力衰竭、血流动力学异常等，在积极抗休克、抗感染药物治疗的同时，实施ERCP下引流减黄减压，可以显著改善病情，降低死亡率。结合我们多年来救治急危重症患者的经验，将行急诊ERCP的原则归纳如下：术前积极抢救，维持血流动力学稳定，迅速创造ERCP救治条件；抓住疾病的主要矛盾，力求快速、有效、简便。例如，对AOSC引发的脓毒血症患者应先放置鼻胆管引流，解除胆道梗阻，待病情稳定后，择期再行乳头括约肌切开取石等治疗。切不可为求一步到位，而同时行乳头括约肌切开取石，一旦切开取石不顺利，将使医师自己陷入进退两难的困境。

参考文献：

［1］VEITCH A M，VANBIERVLIET G，GERSHLICK A H，et al．Endoscopy in patients on antiplatelet or anticoagulant therapy, including direct oral anticoagulants: British Society of Gastroenterology (BSG) and European Society of Gastrointestinal Endoscopy (ESGE) guidelines［J］．Gut，2016，65（3）：374-389.

［2］李鹏，王拥军，王文海．中国ERCP指南（2018版）［J］．中华消化内镜杂志，2018，35（11）：777-813.

［3］BADALOV N，TENNER S，BAILLIE J．The Prevention, recognition and treatment of post-ERCP pancreatitis［J］．JOP，2009，10（2）：88-97.

［4］FREEMAN M L，DISARIO J A，NELSON D B，et al．Risk factors for post-ERCP pancreatitis: a prospective, multicenter study［J］．Gastrointest Endosc，2001，54（4）：425-434.

［5］DUMONCEAU J M，ANDRIULLI A，ELMUNZER B J，et al．Prophylaxis of post-ERCP pancreatitis: European Society of Gastrointestinal Endoscopy (ESGE) Guideline - updated June 2014［J］．Endoscopy，2014，46（9）：799-815.

［6］TENNER S，BAILLIE J，DEWITT J，et al．American College of Gastroenterology guideline: management of acute pancreatitis［J］．Am J Gastroenterol，2013，108（9）：1400-1416.

［7］BANERJEE S，SHEN B，BARON T H，et al．Antibiotic prophylaxis for GI endoscopy［J］．Gastrointest Endosc，2008，67（6）：791-798.

［8］BRAND M，BIZOS D，O'FARRELL P．Antibiotic prophylaxis for patients undergoing elective endoscopic retrograde cholangiopancreatography［J］．Cochrane Database Syst Rev，2010，10：CD007345.

［9］MISHKIN D，CARPENTER S，CROFFIE J，et al．ASGE Technology Status Evaluation Report：radiographic contrast media used in ERCP［J］．Gastrointest Endosc，2005，62（4）：480-484.

［10］MOSCA S，SECONDULFO M，DEFEZ M，et al．Air contrastography technique for successful urgent ERCP in a high risk allergic patient［J］．Am J Gastroenterol，2001，96（12）：3458-3460.

［11］PONEROS J M，TEARNEY G J，SHISKOV M，et al．Optical coherence tomography of the biliary tree during ERCP［J］．Gastrointest Endosc，2002，55（1）：84-88.

［12］DRAGANOV P V，FORSMARK C E．Prospective evaluation of adverse reactions to iodine-containing contrast media after ERCP［J］．Gastrointest Endosc，2008，68（6）：1098-1101.

［13］CHANDRASEKHARA V，KHASHAB M A，MUTHUSAMY V R，et al．Adverse events associated with ERCP［J］．Gastrointest Endosc，2017，85（1）：32-47.

（陆　磊　崔光星）

镇静与麻醉

近年来，ERCP已成为诊治胆胰疾病的有效手段，在临床上得到了日益广泛的应用，但ERCP检查特别是治疗性ERCP的操作时间，远远长于普通胃镜检查，多数患者在检查和治疗过程中感到非常痛苦。近年来，我们在ERCP诊治过程中采用咽部局部麻醉，咪达唑仑联合哌替啶静脉麻醉，显著提高了患者检查的依从性，降低了患者的医疗费用，使部分患者避免了手术治疗。这一节也会提供一些麻醉医师与非麻醉医师管理丙泊酚镇静（non-anesthesiologist administrated propofol，NAAP）的循证医学论据。

一、镇静与镇痛

（一）镇静与镇痛的概念

镇静是指通过药物或非药物使患者意识产生不同程度的抑制，从患者对物理刺激和言语指令产生应答反应，且保留其独立维持呼吸道通畅的能力，到患者意识消失，不能接受指令，保护性反射迟钝或完全消失的深度抑制，但生命体征稳定，产生遗忘和不同程度的中枢性镇静与镇痛。美国麻醉医师协会对镇静有明确的分级和定义。镇静的状态可分为四个不同等级（表5-1）。镇静的深度通常由患者在麻醉过程中的反应来判定，但其相对应的心肺功能与镇静相关不良事件的发生并不直接相关。在中度镇静（通常称为"有意识的镇静"）时，患者常处于睡眠状态，但对于语言的刺激和（或）轻微触觉刺激存在有意识的反应。而在深度镇静时，患者仅对重复刺激或疼痛刺激才有反应。在实际的内镜过程中，患者往往很少单纯地表现为某一种反应，不同的反应状态往往是相延续的，很难完全区分开。在诱导中度镇静的过程中，有时会达到全身麻醉的状态，对疼痛和重复刺激无反应。这也是美国麻醉医师协会（ASA）反对NAAP的主要原因。

表5-1　ASA连续镇静的分级标准

项目	轻度镇静或抗焦虑	中度镇静 （有意识的镇静）	深度镇静 （麻醉）	全身麻醉
反应性	对语言刺激反应正常	对语言或轻微的触觉刺激产生有目的性的反应	需要重复性或疼痛性刺激才可产生目的性反应	疼痛刺激仍不能唤醒
气道	不受影响	不需要干预	可能需要干预	常需要干预
自主通气	不受影响	有足够的通气量	通气量可能不足	通气量不足
心血管功能	不受影响	可维持正常	可维持正常	可能受损

（二）镇静与镇痛的环境与监测要求

1. 环境要求　供氧源、负压吸氧装置、麻醉剂、气管插管成套设备与器械、照明设施、一定的空间、急救的设备与药物、呼救与通信设施、麻醉后恢复室及相应监测设备。

2. 监测项目　常规监测包括循环功能监测包括心电图、心率、脉搏、无创血压、血氧饱和度、氧气流量，通气监测包括呼吸幅度、频度、呼气末CO_2浓度，有研究证实呼吸有抑制时呼气末CO_2浓度变化早于血氧饱和度。

由于接受中度镇静的患者在ERCP过程中可能会发展为深度镇静，因此对所有接受中度镇静的患者都应该进行血氧饱和度、心电图和脉搏的监测，血压则需要5分钟测量1次。在整个过程中，应该有专门的医师或护士随时关注患者的生命体征。

脑电双频指数（bispectral index，BIS）的监测可观察额叶皮质部的活动，为我们对麻醉深度的判断提供了一个定量的方法。BIS监测的可靠性随着镇静深度的增加而降低，而且与心电监护中血氧饱和度、血压及心率的情况并不十分相符。一小部分关于ERCP的研究表明：在BIS监测下进行麻醉，对促进患者苏醒及减小丙泊酚用量有一定的帮助。我们在胆胰管体外冲击波碎石中使用舒芬太尼联合丙泊酚的麻醉中，结合BIS监测麻醉深度，起到了很好的指导效果，既保障了麻醉效果，又减少了麻醉药物的用量。

改良警觉/镇静评分（MOAA/S）是一种相对主观且简便易行的判断镇静深度的方式，测量范围分为五级，仅可反映患者的反应性（表5-2）。在ERCP过程中不断地评估患者的警觉性是非常必要的，它可以迅速评估镇静的深度，但MOAA/S不可用于镇静药物的剂量滴定。MOAA/S反复多次评估对于ERCP的中度镇静管理尤为重要，这有助于发现麻醉相关不良事件，从而减少更加严重的相关不良事件的发生。

表5-2　改良警觉/镇静评分（MOAA/S）

分数	定义	与美国麻醉医师协会镇静分级的关系
5	意识和反应性完全正常	轻度镇静
4	昏睡，对正常的呼名有反应	中度镇静
3	仅对大声的呼名有反应	—
2	仅对拍打身体有反应	深度镇静
1	对拍打身体无反应	—

自发反应性检测仪要求患者在规定的时间内对电脑产生的听觉或触觉刺激有反应（比如按一下手中的按钮），这要求使用该仪器的患者应该在整个镇静过程中都存在反应性。在常规内镜时，此技术对于用电脑控制的丙泊酚滴定诱导麻醉有很好的监测效果。目前尚未研究过在ERCP中运用电脑控制镇静药物的滴定，主要是由于ERCP患者发生深度镇静的概率较高，自发反应性检测仪的作用有限。

（三）患者选择

1. **适应证**　患者无严重心肺疾病，美国麻醉医师协会ASA评分等级（表5-3）为1、2或3级而需行ERCP诊治的患者。全身情况控制良好的部分高龄患者，只要术前得到充分的治疗和评估，就也可谨慎实施。

2. **禁忌证**　①有误吸风险者（急性上消化道出血、胃十二指肠梗阻伴胃内容物潴留患者）；②可能存在气道梗阻和（或）上气道解剖异常者（阻塞性睡眠呼吸暂停综合征、张口障碍、颈部或下颌活动受限、病态肥胖）；③哮喘反复发作或慢性阻塞性肺疾病伴高碳酸血症患者，其呼吸主要靠低氧对化学感受器的驱动，当镇静与镇痛术中吸入高浓度氧将减少通气，加重CO_2潴留；④存在药物代谢异常者，如有恶性

高热家族史或药物代谢遗传缺陷家族史的患者；⑤急性呼吸道感染者；⑥肝功能差
（Child-Pugh C级）和（或）尿毒症失代偿期者；⑦严重神经系统疾病患者（如脑卒
中急性期、惊厥、癫痫未有效控制）；⑧未按要求禁食、禁饮者；⑨有药物滥用、镇
静药物过敏史及其他麻醉风险者；⑩无监护人陪同者。

表5-3　美国麻醉医师协会ASA评分

等级	定义
1	无器官、生理、生化或精神紊乱，除需手术治疗的局部病变外，无系统性疾病
2	伴有需要手术治疗的病变或其他病理生理改变所导致的轻、中度系统性疾病
3	无论任何病因所致的严重系统性疾病，无论能否判断最终受损的程度
4	伴有手术也很难治愈的威胁生命的严重性系统紊乱
5	濒死的患者，无论手术与否，存活的可能性很低
6	已确证为脑死亡，其器官拟用于器官移植者

（四）麻醉前准备

1. **签署知情同意书**　ERCP前可通过咨询或发放相关科普资料、解剖图谱、视频
资料等，签署麻醉及手术知情同意书，与患者及家属充分沟通，消除患者对ERCP、
镇静镇痛及麻醉的恐惧心理。

2. **术前处理**　对合并其他疾病或正在接受治疗的患者，术前应根据检查、治疗、
镇静或镇痛进行相应处理。例如，高血压患者应将抗高血压药物持续应用至手术当
天；吸烟患者术前应戒烟；术前一般应禁食8小时，禁饮4～6小时；糖尿病患者应
注意保持血糖水平稳定；术前需较长时间禁食、禁饮的患者，术前可减量或停用降
糖药，防止低血糖；急性呼吸道感染的患者术前应积极进行抗炎化痰治疗。

（五）常用药物

对于拟行镇静镇痛的ERCP患者，应制订相应的麻醉方案。常用的麻醉药物如下：

1. **咪达唑仑**　该药是水溶性苯二氮䓬类药物，静脉注射对血管无刺激，具有抗
焦虑、顺行性遗忘和中枢性肌肉松弛作用，是常用镇静治疗药物。单次静脉注射咪

达唑仑30秒内起效，分布半衰期为（0.31±0.24）小时，消除半衰期为（2.4±0.8）小时。肌内注射0.07mg/kg，至患者入睡，但意识并未丧失。可表现为顺行性遗忘。老年患者需减量，单次缓慢（1～2分钟）静脉注射1～1.5mg/kg。当以0.15mg/kg的剂量快速静脉注射给药时会抑制呼吸，应注意避免。咪达唑仑过量可用氟马西尼拮抗。

2. **丙泊酚**　该药是目前临床上普遍应用的静脉麻醉药，其镇静作用起效迅速，持续时间短，苏醒快而完全。该药具有很强的亲脂性，静脉注射后迅速从血液分布到全身各器官和组织中。丙泊酚在肝内很快代谢为水溶性的无药理学活性的化合物而经肾脏排泄。丙泊酚的清除率超过肝血流量，故认为丙泊酚有肝外代谢与肾外排泄途径。丙泊酚对肝肾功能无影响。丙泊酚注射1分钟内患者意识消失，4～8分钟清醒。丙泊酚用于ERCP中度镇静，单次静脉注射首剂为0.25～1mg/kg，间断静脉注射10～20mg维持；或首剂以100～150μg/（kg·min）持续输注3～5分钟，再以25～75μg/（kg·min）输注维持。丙泊酚深度镇静的首剂为1～2mg/kg，维持剂量为75～200μg/（kg·min）。必须注意深度镇静对患者呼吸、循环功能的抑制，因此必须由麻醉医师实施，同时应监测患者的生命体征，控制、保持气道通畅和有效通气。

3. **依托咪酯**　该药是一种快速起效的非巴比妥类镇静催眠药，有水剂、脂肪乳剂两种剂型，临床常用制剂为脂肪乳剂，浓度为2mg/ml。诱导剂量为0.3mg/kg，经过一次臂脑循环即可产生催眠作用，无镇痛作用。与其他迅速起效的诱导药物不同，依托咪酯镇静麻醉后血流动力学非常稳定，周围血管阻力和冠状动脉血管阻力明显降低，心指数增加，特别适用于心脑血管功能较差的老年患者。其不良反应为注射部位疼痛、肌震颤、局部静脉炎、术后恶心呕吐（发生率为30%～40%）、抑制肾上腺皮质的应激反应。

4. **芬太尼**　该药起效快，常用于短时间镇痛，其呼吸抑制作用时间比镇痛作用长，快速注射可引起呼吸停止和胸部肌肉僵硬，出现呼吸抑制时可用纳洛酮拮抗。

（六）常用方案

1. 预先静脉注射咪达唑仑1mg＋芬太尼30～50μg，再根据患者情况，缓慢静脉注射丙泊酚首剂1～2mg/kg，通过在10～20秒内注射2ml来进行麻醉诱导。保持患者自主呼吸，待睫毛反射消失，全身肌肉松弛，确定无反应即可开始消化内镜操作。诊疗过程中持续静脉注射丙泊酚0.5～1mg/min维持麻醉状态。

2. 哌替啶诱导剂量为25～50mg，于1～2分钟给药，可每2～5分钟追加25mg，直至达到镇静的目的。联合咪达唑仑，初始复合剂量为1mg（或＜0.03mg/kg），1～2分钟内静脉给药，可每隔2分钟重复给药1mg，直至达到理想的镇静水平。

（七）镇静、镇痛围手术期注意事项

1. 术前注意事项 根据患者心肺功能及感染、禁食等情况，注意患者血容量补充，维持血流动力学稳定。检查前10～20分钟口服利多卡因胶浆进行局部麻醉，尽量减少内镜刺激。

2. 术中注意事项 应在麻醉之前将右侧髋部垫高，术中保持右前俯卧位或右侧俯卧位，防止胸腹部同时受压，尽量减少体位对患者呼吸运动的影响。注意患者循环及呼吸系统情况，密切观察血压、心率、心律和血氧饱和度，及时处理异常情况。

3. 术后注意事项 不管是何种麻醉方式，结束后均有一定程度的嗜睡，应继续去枕平卧，头偏向一侧，吸氧下监测血压、心率和血氧饱和度，直至患者完全清醒。

（八）麻醉相关并发症及处理

1. 误吸 镇静状态下ERCP过程中内镜应尽快通过食管进入胃底，首先吸净胃内液体，通常左前俯卧位不易发生误吸，但仍需防反流误吸。一旦发生误吸，就应立即重建气道，使患者处于头低足高位，保持良好的通气及引流。在气管插管后用生理盐水5～10ml注入气道内，边注边吸，反复冲洗。迅速用喉镜或纤支镜在直视下进行吸引。应用糖皮质激素、抗生素等药物积极治疗吸入性肺炎，及时予以机械通气供氧，纠正低氧血症。

2. 呼吸抑制 患者发生血氧饱和度下降，应立即通过大声询问和触碰患者以刺激加深呼吸，并抬高患者下颌，同时应增加吸氧量。如果采取上述措施后，患者仍无自主呼吸，则应予以通气支持，建立人工气道。由苯二氮䓬类药物镇静的患者还应立即给予拮抗剂氟马西尼2.5mg，通常在用药后3～5分钟即可呼之睁眼。

3. 心律失常 除室上性心动过速和室性期前收缩外，心动过速一般无须处理，紧急情况下应静脉给予抗心律失常药物，必要时除颤。如果发生心动过缓，当心率下降至每分钟50次以下时，可静脉推注阿托品0.5mg，如果有需要，可重复给药至3mg或静脉给予肾上腺素0.02～0.1mg。如果5分钟后仍旧无效，可考虑使用异丙肾上腺素。在危及生命的情况下，应给予有效的胸外心脏按压等急救措施。

4. 血压下降 应及时给予液体输注，对于操作时间较长，应用丙泊酚进行镇静的患者，可预防性补充乳酸林格氏液或生理盐水。血压下降幅度超过基础血压的30%

时，可先加快补液速度，无效时则用麻黄碱6mg静脉推注，可重复使用，必要时使用多巴胺、去氧肾上腺素或去甲肾上腺素等药物。

二、全身麻醉

（一）麻醉医师管理的镇静

关于ERCP过程中麻醉医师管理的镇静安全性数据统计显示，许多麻醉医师不愿意对ERCP进行密切监测下的镇静，主要考虑俯卧位对于维持患者气道开放和呼吸的监测非常困难。俯卧位并不会增加镇静相关不良事件的发生，相对于仰卧位而言，俯卧位有可能减少误吸的风险。当有经验的麻醉医师提供镇静时，密切监测下的镇静对ERCP和一些高级的内镜操作均有良好的安全性。

（二）内镜医师管理的镇静

在ERCP术中，内镜医师管理的镇静是指联合应用苯二氮䓬类药物和阿片类药物来达到中度镇静。这类镇静的益处包括相关的不良事件可以用药对抗、遗忘效应和术后麻醉效果仍可持续几个小时等。当上述药物无法维持足够深度和较长时间的中度镇静时，可以用抗组胺药物（例如苯海拉明或者异丙嗪）和氟哌利多等药物辅助。与丙泊酚相比，上述这些药物的起效较慢，追加剂量难以滴定，效果也有限。有研究表明，全身麻醉患者的ERCP成功率明显高于上述的传统联合药物麻醉。因此，以丙泊酚为基础的镇静在ERCP中的应用越来越广泛。

到目前为止，内镜检查中关于非麻醉医师管理丙泊酚镇静（NAAP）安全性的研究明显多于联合应用苯二氮䓬类和阿片类药物镇静的安全性研究。NAAP的定义是非麻醉医师（多指内镜医师指导下的注册护士或者不参与内镜操作的医师）应用丙泊酚和（或）低剂量的阿片类药物和苯二氮䓬类药物达到中度镇静的目的。NAAP与麻醉医师管理的镇静相比具有较好的性价比。然而，丙泊酚的镇静效果仍然有限，无相应的拮抗药物，镇静深度不易控制，易于从中度镇静转至全身麻醉状态，这些不利因素导致丙泊酚在美国仅限于麻醉医师使用。目前有多项关于内镜操作NAAP安全性和有效性的研究报道，基于这些数据，美国最大的4个胃肠协会发表了一项联合声明，支持对于低风险内镜检查患者应用NAAP。ERCP相关的NAAP数据仍有限，但对常规内镜、EUS和ERCP应用丙泊酚的12项研究的Meta分析显示，其心肺不良事件的总体发生率低于联合应用阿片类和苯二氮䓬类药物的中度镇静。

总之，目前镇静和麻醉几乎贯穿ERCP的整个操作过程，镇静与麻醉的质量对ERCP操作的难度、安全性及患者预后都有影响，ERCP的镇静必须做到个体化。在美国，麻醉医师管理的镇静在ERCP中应用有越来越多的趋势，但其费用较高，结合国内外文献报道，期望有更多的研究和政策来支持NAAP在内镜操作中的应用。最后，提高内镜医师及护士对于麻醉不良事件的认识及处理能力也是十分重要的。

参考文献：

［1］巴伦，科扎雷克，卡洛克. 内镜逆行胰胆管造影［M］. 郭学刚，吴开春，主译. 2版. 北京：人民军医出版社，2015.

［2］张啸. 十二指肠镜术［M］. 杭州：浙江科学技术出版社，2000.

［3］American Society of Anesthesiologists Task Force on Sedation and Analgesia by Non-Anesthesiologists. Practice guidelines for sedation and analgesia by non-anesthesiologists［J］. Anesthesiology，2002，96（4）：1004-1017.

［4］李兆申，邓小明，孙涛，等. 中国消化内镜诊疗镇静麻醉专家共识意见［J］. 中国实用内科杂志，2014，34（8）：756-764.

（顾伟刚）

ERCP术前医患沟通

一、与ERCP相关的医疗诉讼

同所有医师一样，消化科医师有足够的理由关注医疗事故的诉讼案件。医疗诉讼的具体内容与从事的专业密切相关。对于内镜医师而言，ERCP是技术难度最大且风险最高的操作之一，与其他内镜操作相比，ERCP更易出现不良事件，有时情况甚至很严重。故按常理推测ERCP较其他内镜操作应具有较高的被起诉概率。令人有些意外的是，在1995年发表的一项关于美国消化内镜相关医疗诉讼的研究中，来自ERCP诉讼的相对危险度与乙状结肠镜检查、胃镜检查等的相对危险度相比，前者不到后者的2倍；在一项加拿大的研究中，1990—1997年仅有6%的消化相关的法律诉讼与ERCP有关；类似地，一项来自西班牙加泰罗尼亚地区的研究中，1987—2009年间ERCP相关诉讼占所有消化内镜诉讼的18%，远低于结肠镜相关诉讼（70%），仅稍高于胃镜检查相关诉讼（12%）。然而英国的一项消化相关诉讼研究中，ERCP有关诉讼占到了内镜操作诉讼的35.1%（13/37），占比明显高于上述国家的数字。此外，来自日本的一项研究中，涉及消化内镜的医疗诉讼案件近些年呈现井喷式增长：1997年前仅有3例，而2003—2007年增长至14例。进一步分析，其中与ERCP相关的诉讼案件增长最为显著，1998—2002年间仅1例（14%）与ERCP相关，然而，2003—2007年间，这一占比提高至57.1%（8/14）。在日本，ERCP显然已成为内镜操作中最常见被起诉类型。而国内，截至目前，尚缺乏消化内镜（包括ERCP）相关医疗诉讼的报道。

二、ERCP法律诉讼的可能原因

绝大多数ERCP医疗诉讼与术后的严重并发症（如重症胰腺炎或穿孔）有关。ERCP的不良事件的发生率在5% ～ 15%，当出现严重并发症的情况下仅有少部分不良事件会导致法律诉讼，尤其是当出现严重并发症的情况时，ERCP医疗诉讼的目的多是为了获得巨额的赔偿，但内镜医师在操作中没有失误，则往往不会败诉。美国南卡罗莱纳医科大学Cotton教授在过往的十余年间，作为一名ERCP医疗诉讼的专家证人，先后审阅了超过140起ERCP相关的诉讼案件，就患者及家属诉诸法律的动因做了分析，最主要因素有三个，即术后严重的并发症、医患沟通匮乏和边缘适应证。以下，结合文献报道及自身的经验，就可能造成ERCP相关法律诉讼的原因进行介绍。

（一）严重不良事件

胰腺炎是ERCP最常见的并发症，文献报道的发生率差异很大，主要取决于患者病情及施术医生技术水准。发生风险与十二指肠主乳头的插管次数呈正相关，仅有腹痛的年轻女性当中，年轻女性是术后胰腺炎的高危人群，胰腺炎发生率高达40%，原因可能与Oddi括约肌功能紊乱好发人群为女性有关；但在胆道取石或胆道肿瘤支架置入手术（成功）后胰腺炎发生率不足3%。因此，仔细甄别患者病况及良好的插管技术将有助于减少胰腺炎的发生率。此外，NSAID类药物已证实能够预防术后胰腺炎，一旦ERCP术后发生重症胰腺炎，在术前或术后却未应用该药物，就可能面临医疗诉讼。ERCP相关穿孔主要发生在两种情况下：第一种情况，常规ERCP期间消化道穿孔，如食管、胃、十二指肠的穿孔，极为少见；第二种情况，在消化道解剖改变的患者（如毕Ⅱ式胃大部切除术、各种外科减肥术等）身上，穿孔风险高达5%。一旦发生穿孔，需要及早进行外科修补术。腹膜后穿孔常见于括约肌切开术后，如及早发现，多数患者可经保守治疗。出血多见于括约肌切开术、乳头切除术等，通常不难处理。手术感染可见于胆道梗阻的患者，特别是胆道不全引流者；此外，因内镜污染造成的严重医源性感染仍时有发生。

（二）医患沟通匮乏

毫无疑问，良好的医患沟通（术前、术中、术后）是减少ERCP法律诉讼的关键，通常始于"知情同意"。医患沟通并不是简单地在知情同意书上签字了事，而是一种临床过程，应贯穿始终，需要尽可能让患者及家属理解手术适应证及手术可能造成的影响。真正意义上的知情同意，应包括所有法律法规及伦理相关的关键内容，需要医患双方开诚布公，进行认真细致的讨论，进而在形成有效的医患关系的基础上才能够实现。内镜医师应就知情同意书上的所有关键点（包括潜在的获益及风险、已知的局限、任何可能的备选方案等）向患方及家属进行面对面的耐心说明。此外，知情同意期间需向患方提供充足的提问时间以解除其心中困扰。除医患沟通外，ERCP操作医师与医疗团队间的实时沟通（贯穿术前、术中）同样非常重要。为确保患者安全及获得最佳治疗效果，应与治疗组里的护士、麻醉医师、放射科医师等共同进行讨论、制订治疗计划。

此外，要理解等待中的家属是十分焦虑的，故此应尽可能第一时间告知家属手术结果，延误告知家属患者的手术情况很可能会加剧家属的焦虑，产生不信任甚至不满的情绪。最先的结果告知谈话可以是简短的，但随后应进行更加深入细致的告知。尤其是当不良事件发生时，上述的告知谈话质量会很关键。当术中出现意外情况时，施术者的心情虽然很糟糕，但此时应保持冷静并表现得足够专业，会对后续产生正面影响。谈话中，要让患方感受到你也在与他们共同分担失望情绪，你很关心他们，并想要同他们一起进行补救，这很重要。说句"我很抱歉"显示你很关心，但手术过程中即使你有不当医疗行为，也应在谈话中避免说类似"对不起，是我搞砸了"或"我可能把括约肌切开太多了"的话；相反，在耐心解释的基础上，应重提术前知情同意的内容，例如"X射线提示有穿孔，您回忆一下，我之前曾经提到了这种可能性，但很遗憾发生在了您的身上"。在不良事件发生后，即使患者转至别的病区，甚至转院，术者亦应定期看望患者。切勿让患者感到自己不被关心，甚至被抛弃。能让患方感受到被关心的一个好方法是术者向其留下自己的电话号码，如有家庭成员对治疗有任何疑问可提供无偿咨询。

上述所有的沟通措施将有助于加强医患关系，消解患方的顾虑，无形中减少法律诉讼。

（三）边缘适应证

边缘适应证多数为腹痛，或伴有胆管的轻度扩张（B超、CT下发现），很多这类患者曾有胆囊切除史。内镜医师想通过ERCP排除胆总管结石或肿瘤，但往往多数未能向患者交代其他更微创的检查方法，例如MRCP和EUS。Freeman等曾报道这类患者是术后并发胰腺炎的最高危群体，其发生率高达40%，且往往无法发现病灶。之后，美国国立卫生研究院（NIH）发布了一项学术报告，明确指出ERCP需非常谨慎用于单纯腹痛患者的诊断（疑有Oddi括约肌障碍Ⅱ型或Ⅲ型）。在MRCP、EUS等更加微创或无创的诊断方法前，诊断性ERCP应受到限制。十多年来，在ERCP诉讼案件中，对于缺乏MRCP或EUS的技术手段或是两者的诊断效果欠佳等的反驳意见已经无法得到支持和认同。律师们已经对上述NIH发表的研究报告非常清楚。早在2001年，Cotton教授就提出了"越不需要做ERCP的患者做ERCP就越危险"这一观点。

因此，对于边缘适应证的这类患者，应尽可能避免ERCP操作。

（四）内镜操作不当

即使是术前进行了充分的风险告知，一旦出现不良事件，患者和家属往往还是会怀疑内镜医师在术中有不恰当的操作。ERCP术者做出不当甚至错误的操作是很少见的，但确实存在发生的可能性。例如手术中曾发生过误将胆管支架置入胰管的例子，有将乳头错当成息肉切除的例子。但更为多见的不当操作是括约肌切开和过度预切开。预切开是一个争议多年的技术，当存在明确ERCP适应证但标准插管失败时，它无疑是非常有用的技术，可有效帮助进入胆管。但问题是，无经验的内镜医师对其使用过于频繁，从而增加了并发症（如胰腺炎、穿孔）的发生率。预切开技术并不能够替代良好的插管技术。一旦存在插管困难的情况，就应适时终止手术，除非存在明确的适应证（如已证实的胆管结石）才可实施预切开。

（五）术后处理不当

早期发现和及时处理严重的不良事件，与医患沟通同等重要。ERCP术后的腹痛绝不可以简单归因于"过度注气"。胰腺炎是引起剧烈腹痛的最常见病因，且较易诊断和处理，但有将十二指肠穿孔的病例误当成胰腺炎处理的情况，造成严重的后果。因此，只要患者实施了括约肌切开术（或预切开）或术后数小时内有剧烈的腹痛，且伴有白细胞显著升高时，都需要考虑到穿孔的可能。尽管腹膜后穿孔有时可通过ERCP造影或腹部立位X射线平片发现，但腹部CT是最可靠的检查手段且应尽早实施。一旦怀疑穿孔，还应及时请外科会诊提供评估治疗意见。当患者返回病房后，操作医师应现场评估术后情况，同时要与值班医师做好交接，避免在出现不良事件时处理不当。另外一个较普遍的问题是，当发生ERCP术后胆管感染时，医师未能及时给予抗生素，也可能造成医患关系紧张。

三、ERCP的知情同意

医疗渎职行为通常涉及"过失侵权"，此时医师被认定为未能达到医疗标准（即"失职"）。另一项常见渎职行为是未能做到知情同意，常作为第二指控原因和未能达到治疗目的的第一指控被一并提出。因此，充分的ERCP准备中，患者的知情同意显得格外重要。

（一）知情同意理论

伦理和法规要求医疗操作前必须取得患者的知情同意，这主要源于患者的个人自主权和自行决定权。基于上述背景，法庭认为医师只有获得患者的知情同意才能保障患者个人决定的权利。有自主能力的患者在悉知操作带来的主要风险，并理解风险、利弊和其他可能的选择后，可以自愿决定是否接受治疗。

ERCP知情同意书的关键要素应包括：①ERCP和乳头括约肌切开术操作概念的解释；②操作目的；③操作可能的获益；④操作相关的潜在风险及并发症；⑤可替代的治疗方法（包括替代方法的风险-获益比）；⑥麻醉风险的告知；⑦患者质疑的权利等。患者应被告知所有潜在的、小的、短暂的、严重的不良事件，以及ERCP术中、术后可能发生的并发症。

知情同意的程序还应包括对患者个人是否能够理解医院所提供信息的评估，并给患者提问的机会。知情同意不仅仅是简单地在知情同意书上签字，更是一个医患沟通的过程。这个过程涉及相互的交流和作出决定，能够促进医患关系，亦是一个风险处理的工具，让患者理解并接受即使手术成功也可能产生不良后果这一事实，把风险责任与患者分担。韩国的一项研究中，就患者在消化内镜操作前对知情同意的接受程度和理解程度进行了分析，结果发现91.2%的患者回答能够理解所要接受的术式，而理解程度随着年龄有降低趋势，85.8%的患者被告知手术相关风险，而该比例在住院患者和接受治疗性内镜及ERCP的患者中更高；60.2%的患者被告知替代性治疗方法；年轻和高学历患者对于内镜操作风险具有更好的理解能力；80%的患者接受了静脉全麻，然而仅56%的患者被告知麻醉相关风险。结论认为对老年、低学历患者，应进行更加充分的术前知情同意准备，提高患者对风险的理解程度。此外，就可替代的治疗方式、麻醉相关风险，以及提供患者充分咨询的机会等方面，应做到更加详尽、充分、全面。这些途径均可能有助于减少医疗纠纷的发生。

（二）风险告知

知情同意的一个最基本的要素是就风险和操作可能引起的不良后果进行讨论。这些风险应包括操作相关的重大风险，以便患者做出合理的决策。风险的几个要素包括：①风险的性质；②风险的程度；③风险出现的可能性；④风险出现的时间是发生在操作中还是操作后，或是延后发生。

风险的告知态度需要在必须提供已知的风险信息与避免给患者带来过度恐惧之间谨慎平衡，过度强调风险可能令患者望而却步，风险强调不足则可能为医疗纠纷埋下隐患。来自加拿大的一项就消化内镜医师实施ERCP知情同意的研究中指出，所有的医师均表示向患者做了知情告知，然而其中6%仅做了口头知情告知；仅有48%的受访者将手术讨论内容病程做了记录；并发症告知方面，强调最多的是术后胰腺炎，其次为出血、穿孔、感染；仅24%的医师提及造影剂相关过敏问题；而对于操作相关死亡风险，73%的内镜医师极少或从未向患者提及，究其原因，多数医师认为该风险发生率极低；就操作本身，多数提及了存在诊断或治疗失败的可能性，但仅27%的受访者提到了ERCP可能存在漏诊的可能性。结论认为ERCP内镜医师在知情告知时，侧重点存在很大不同，且大部分医师告知内容不够充分，存在遗漏。标准化的ERCP知情同意指南，将有助于内镜医师秉承责任，提高患者对操作的理解力，减少医疗诉讼。

（三）知情同意的争议之处

近年来，知情同意的过程中，出现了以患者为导向的告知标准的趋势，这扩大了"风险告知"的范围。以患者为导向的风险告知强调在患者做出决定之前，有权知道想要知道的一切内容。患者可能更在意操作医师的经验水平及医师个人术后产生并发症概率的相关情况，甚至还关心医师与操作相关的经济利益问题。较之标准化的知情同意书中的内容，患者可能更加关心操作医师的个人水平而非整个行业的平均水平。在复杂的内镜操作中，内镜医师的个人经验丰富与否可能更受关注。

（四）知情同意的例外情况

知情同意存在一些例外情况，包括：

1. 患者处于无能力知情同意的急诊情况，延误将导致患者发生危险。
2. 患者放弃自己的决定权，将其授权于医师。

3. 当医师认为知情同意对患者不利时，通常是在患者感情用事的情况下，医师享有治疗权。

4. 法律授权时，如法庭要求患者必须接受治疗时则无须知情同意。

5. 无法或没能力做出决定的患者，相关权利将授予其法定监护人。

（五）知情拒绝

知情拒绝指患者在拒绝开展手术时必须被详尽告知所有情况，同时医师应确保患者知晓所有拒绝的内容。

（六）未获知情同意的法律后果

未获得知情同意是仅次于不符合医疗标准之外被起诉的第二大原因。未获得知情同意可作为医疗渎职诉讼案的独立原因，哪怕不良事件并非由非规范医疗操作所致。如果未获得任何形式的知情同意，或是治疗超过知情同意的范围，一旦因严重并发症而受到起诉，败诉往往就不可避免。

四、如何减少医疗纠纷

ERCP是消化内镜技术难度最高的操作之一，发生并发症、意外事件的比例比其他内镜操作高，且后果通常较为严重。但ERCP相关法律诉讼的比例并不明显多于其他内镜操作，其原因可能与在进行ERCP前需严格执行一系列比较严密的防范措施有关，例如严格把握适应证和禁忌证，认真细致地进行术前评估、医患沟通并签署知情同意书，尤其要做好并发症的预防和及时处理等。一旦进入法律诉讼环节，对于医师，即使无任何医疗过错，也将是一件极为痛苦的事情。为了减少医疗纠纷及避免法律纠纷，在此给出一些建议以供参考。

1. 在整个医疗过程中，医师都要表现出热诚、真心的态度，关心患者及其家属，以获得家属的信任和配合。特别是在处理不良事件时，应继续与患者及其家属保持密切的接触，切不可让其有被遗弃的感觉。

2. 医师要在自身能力范围内进行操作，这主要取决于医师的培训经历和个人经验。

3. 基于医学会的指南以及当前的进展，医师应明确操作的规范性，并严格遵守。

4. 尽可能避免边缘适应证，即没有胆胰疾病的客观依据而只有腹部隐痛的患者、肝功能轻度异常但胆囊切除术前无黄疸的患者、怀疑患有SOD的患者等。

5. 掌握患者和技术相关的高危因素以及最大限度减少风险的方法。

6. 认真评估所要进行操作的获益－风险比，尽可能不要去做很难从ERCP中获益的病例。

7. 胰腺操作需特别谨慎，只有在明确治疗指征的情况下才可选择预切开。

8. 获得知情同意的过程应细致化、个体化、全面化，并进行记录。

9. 对临床事件和决策过程进行详细的病历记录。

10. 警惕术后不良事件的发生，确保早期发现和及时处理。

以上建议都可能缓和、化解医患矛盾，减少最终诉诸法律的可能性。切记医患沟通一定要贯穿整个医疗过程。

五、面对被起诉时的建议

我国是一个法治国家，但在医疗领域目前还很难完全依靠法律途径解决问题。医疗领域中，出现医疗纠纷时，无论医师有无问题，医院往往先赔钱了事，有息事宁人的成分，也有做"贼"心虚的成分，这样做会埋下隐患，使患者家属误以为"大闹大赔、小闹小赔、不闹不赔"。此外，部分无良媒体会将特殊的医疗行为等同于一般的消费行为，不断夸大谴责某些医疗疏忽行为，甚至为获取经济利益报道一些子虚乌有的消息，对立医患关系。在中国，医疗赔偿一旦发生，当事医师需要承担其中的20%～30%，且晋升受到影响，职业压力巨大，不少医师为此退出医疗行业。目前，医疗环境不断恶化，已产生了一定的负面效应。

据统计，大多数医师在他们职业生涯中都有被起诉的经历。尽管大多数案例的结果是医师胜诉，然而一旦进入法律诉讼，对双方都是漫长而痛苦的过程。收集好ERCP所有的相关医疗文件：知情同意书、与适应证相关的病历、实验室检查和影像学资料等，特别要准备好有利于案件审理的医学权威理论和我国法定的专业指南，还应准备好与患者及其家属提出诉讼理由相关的解释。在我国，进入法律诉讼前首先是由专家鉴定，专家组通常由本专业或相关专业的数名专家组成。陈述时要如实地将整个过程在规定的时间内做简明而重点突出的描述，并认真回答专家提出的每一个问题，使专家了解整个事件发生的每一个细节，以便他们掌握引发该事件的主、客观因素，从而得出客观、公正的结论，为下一步法院判决提供可靠、有力的依据。当事医师在陈述时若态度傲慢、气愤、漫不经心，或者表达不连贯，甚至遗漏有价值的细节，不能在这关键时刻阐明事件的过程和客观理由，争取专家组的理解和同情，则最终法院的判决多数对医师不利。

参考文献：

［1］GERSTENBERGER P D. Malpractice in gastrointestinal endoscopy［J］. Gastrointest Endosc Clin N Am，1995，5（2）：375-389.

［2］BRUGUERA M，VIGER M，BRUGUERA R，et al. Alleged malpractice claims related to gastrointestinal endoscopy. Analysis of casuistics over 22 years［J］. Gastroenterol Hepatol，2011，34（4）：248-253.

［3］NEALE G. Reducing risks in gastroenterological practice［J］. Gut，1998，42（1）：139-142.

［4］HIYAMA T，YOSHIHARA M，TANAKA S，et al. Trend in Japanese malpractice litigation involving gastrointestinal endoscopy［J］. Am J Gastroenterol，2009，104（1）：251-252.

［5］COTTON P B. Have you had an ERCP lawsuit yet?［J］. Gastroenterol Nurs，2015，38（2）：101-106.

［6］FREEMAN M F，DISARIO J M，NELSON D B，et al. Risk factors for post-ERCP pancreatitis：A prospective multi-center study［J］. Gastrointest Endosc，2001，54（4）：425-434.

［7］COHEN S，BACON B R，BERLIN J A，et al. National Institutes of Health State-of-the-Science Conference Statement: ERCP for diagnosis and therapy, January 14-16, 2002［J］. Gastrointest Endosc，2002，56（6）：803-809.

［8］COTTON P B. ERCP is most dangerous for people who need it least［J］. Gastrointest Endosc，2001，54（4）：535-536.

［9］SONG J H，YOON H S，MIN B H，et al. Acceptance and understanding of the informed consent procedure prior to gastrointestinal endoscopy by patients: a single-center experience in Korea［J］. Korean J Intern Med，2010，25（1）：36-43.

［10］O'SULLIVAN S，CRIPPEN C，PONICH T. Are patients informed when they consent to ERCP?［J］. Can J Gastroenterol，2002，16（3）：154-158.

（崔光星）

第七节

ERCP操作简介

一、内镜下乳头括约肌切开术（endoscopic sphinc-terotomy，EST）

EST是十二指肠镜治疗技术最为关键的步骤和基础。

（一）适应证

1. 胆总管结石。

2. 急性梗阻化脓性胆管炎。

3. 急性胆源性胰腺炎。

4. 胆管良、恶性狭窄需要行胆道支架置入术者。

5. 壶腹部占位所致胆胰管梗阻需放置支架者。

6. 慢性胰腺炎合并胰管开口狭窄者。

7. SOD。

8. 十二指肠乳头良性狭窄。

9. 部分胆道蛔虫病。

10. 胆瘘。

11. 为经口胆道镜检查提供入口。

（二）禁忌证

除了常规内镜禁忌证外，无法配合或生命体征不稳定的患者，合并凝血功能障碍且不能纠正者，近期曾行胆肠吻合术者均属EST禁忌证。

（三）操作步骤

标准胆管插管（插管前乳头与切开刀保持一定距离，使切开刀头端弯曲向上，对准11点胆管开口方向；放平切开刀头并缓慢回撤内镜，将切开刀头端送入胆总管内并进一步深插管，切开刀回抽胆汁并在X射线下造影确认进入胆道）成功后，回拉切开刀至乳头口，选择切开刀下1/3～1/2处为刀丝切割点，助手轻拉刀弓（避免刀弓过紧而出现拉链式切开），术者利用抬举器的推力沿11～12点方向切开（对于部分乳头右偏的困难病例可以选择推镜法调整切开刀方向）。

标准插管切开

切开的长度应视结石及乳头大小而定，一般而言，理想的切口长度应切开肝胰壶腹顶部和胆总管远端漏斗肩部，并以恰好拉出结石为宜。如果内镜下可见胆管内腔或切开刀弯曲的头端可顺畅退出乳头，则应及时停止切开。

切开大小的标准：切开至乳头中点为小切开，切开乳头中点至隆起顶端中点为中切开，切至乳头隆起顶端为大切开。

二、内镜下乳头预切开术

对于反复选择性插管不能成功的困难病例，应尽早改变策略。以胆管插管为例：若反复进入胰管，可考虑采用双导丝技术、胰管支架置入后插管术或预切开术。其中预切开术是标准插管失败后的最常用方法，但应由经验丰富的内镜医师来操作。

针状刀（乳头充满性结石）

（一）适应证及时机

反复选择性胆管插管失败或多次尝试插管没有进入胆胰管的任何一支时，尤其是尝试双导丝、胰管支架置入后仍不能成功者，可考虑预切开。但对于反复插管导致壶腹部损伤、胰管过度操作或反复胰管显影，已非预切开的最佳时机。

（二）操作步骤

预切开术主要包括以下几种类型：针状刀预切开法、针状刀造口法、短鼻子弓状刀切开法、经胰管胆管预切开法等。

1. **针状刀预切开法**　针状刀头控制在 2 ～ 3mm，上起乳头隆起顶端略下缘，下至乳头开口，可自上而下或由下而上从乳头背部正中沿胆管轴向逐层切开，切至与周围肠壁平齐或见胆汁流出为止。完成胆管深插管后再换用常规切开刀进行括约肌切开。

2. **针状刀造口法**　理论上此方法可以避免胰管损伤，减少PEP的发生，尤其适用于胆管结石乳头嵌顿的患者。切开时可选择乳头正中线上中1/3处造口，深度以不超过乳头高度为宜。

针状刀（嵌顿结石）

3. **短鼻子弓状刀切开法**　弓状刀前端插入乳头口，略拉紧刀弓，沿11点钟方向由下而上逐步切开乳头，轻轻试插导丝或注射造影剂辅助胆管插管。

4. **经胰管胆管预切开法**　常规插管导丝反复进入胰管时，将切开刀及导丝少量插入胰管后，拉起刀弓，沿11点钟胆管方向做小切开，打开胰胆管间隔膜后退刀及导丝，调整方向后重新进行胆管插管。

胰管占据法

三、内镜下乳头球囊扩张术（endoscopic papillary balloon dilation，EPBD）

EPBD理论上可避免对乳头括约肌功能的永久性损害，可联合EST甚至替代部分EST进行胆管取石，从而大大减少EST造成的出血、穿孔等严重并发症。

（一）适应证

1. 接受抗凝治疗或有潜在凝血障碍（如血液病、肝硬化等）的胆胰疾病患者。

2. 尤其适用于以下情况的胆总管结石患者：结石数量有限（≤3）、结石直径＜10mm、胆管扩张程度小（胆管远端最细处直径＜12mm）。

3. 胆总管末端狭窄段过长而行EST无法切开狭窄段者。

4. 做乳头切开却难以满意的患者，如憩室内乳头、乳头过小或乳头位置过偏等。

5. 胆胰管瘢痕性狭窄，如医源性胆道损伤后狭窄、肝移植术后吻合口狭窄、局部炎性狭窄等。

6. 毕Ⅱ式吻合术或其他胃肠改道术后，乳头切开困难者。

（二）禁忌证及局限性

对于严重的急性胆管炎、既往患有或正患有急性胰腺炎、年龄≥50岁、胆管插管困难的患者应警惕应用EPBD。EPBD对于巨大结石、结石过多者存在一定局限性，而且有较多研究发现EPBD术后发生高淀粉酶血症及急性胰腺炎的比例较EST有所增加。

（三）操作步骤

胆胰管插管成功并造影，选择合适尺寸的柱状气囊（可先行乳头小切开后），沿导丝置入柱状气囊，气囊中点位于扩张部位（或2/3位于胆管内，1/3位于乳头括约肌外），助手缓慢匀速注入造影剂，充盈气囊，术者X射线下动态观察气囊"腰部"宽度及消失情况。气囊扩张的直径通常不能超过上端扩张胆管的宽度。

四、内镜下鼻胆管引流术（endoscopic nasobiliary drainage，ENBD）、内镜下鼻胰管引流术（endoscopic nasopancreatic drainage，ENPD）

鼻胆管或鼻胰管是一根细长的塑料管道，一端位于胆管或胰管内，另一端经十二指肠、胃、食管、咽部，从鼻腔引出体外，建立胆汁或胰液的体外引流途径。鼻胆管或鼻胰管可将胆汁或胰液引流出体外，除了可以实时观察胆汁或胰液性状，还可留取样本进行化验或培养。

（一）ENBD适应证

1. 胆总管结石。
2. 急性梗阻化脓性胆管炎（AOSC）。
3. 胆管良、恶性梗阻。
4. 胆瘘。
5. 医源性胆管损伤。
6. 急性胆囊炎的短期引流。
7. Mirizzi综合征。

（二）ENBD禁忌证

1. ERCP禁忌证。
2. 合并食管、胃底静脉曲张的患者为相对禁忌。

（三）ENPD适应证

1. 配合胰管结石ESWL治疗。
2. 收集胰液的分子生物学及生化检查。
3. 难以控制的急性胰腺炎或复发性胰腺炎。
4. 慢性胰腺炎或胰管梗阻者，如SOD、胰管狭窄、胰管结石梗阻等。
5. 胰腺分裂症合并胰腺炎，可行副乳头引流。
6. 与胰管交通的假性囊肿或胰腺脓肿。
7. 胰头癌或乳头癌伴有胰管严重梗阻者。
8. 胰管破裂（胰瘘），包括特发性胰腺炎或创伤性胰腺炎。
9. 预防ERCP术后胰腺炎。

（四）ENPD禁忌证

1. ERCP禁忌证。
2. 急性胰腺炎或慢性胰腺炎急性发作期。
3. 胆管急性炎症及化脓性胆管炎。

（五）操作步骤

ERCP标准胆管插管成功后，导丝越过胆管狭窄处或目标位置后，沿导丝插入鼻胆管直至肝内胆管或狭窄上方，保持鼻胆管头端位置不变，术者边插入鼻胆管边退镜身，并使鼻胆管盘成 α 襻；鼻胆管经鼻咽部后从一侧鼻孔引出。

鼻胰引流管的操作参照上述方法。

五、内镜下胆胰管支架置入术

ERCP下放置胆胰管支架术是目前解除胆胰管梗阻的有效方法，临床已用于各种胆胰管良、恶性狭窄。根据支架用途不同可分为胆管支架、胰管支架；按材质不同分为塑料支架、金属支架，而塑料支架又可分为直型、单猪尾、双猪尾等，金属支架可分为覆膜、部分覆膜、非覆膜。此外，上述各种支架还有不同长度、管径大小等多种规格。

（一）适应证

1. 胆道支架适应证

（1）肝门部胆道梗阻。

（2）壶腹部占位。

（3）胆囊癌伴胆道梗阻。

（4）胆管良性狭窄（乳头狭窄、外科术后胆管损伤、肝移植术后胆道吻合口狭窄）。

（5）胆瘘。

2. 胰管支架适应证

（1）慢性胰腺炎伴胰管狭窄。

（2）胰头癌伴胰管梗阻。

（3）胰管损伤。

（4）胰瘘。

（5）与主胰管相通的胰腺假性囊肿。

（二）禁忌证

与ERCP禁忌证相同。

（三）操作步骤

1. 胆管塑料支架置入术 胆管狭窄放置支架的长度选择一般以十二指肠乳头至狭窄近端边缘的距离加2cm为宜；当然亦可用导管或切开刀来测量或用X射线图像测量的方法来预估所需支架长度。从工作孔道推送支架时关闭抬钳器，直至支架抵达抬钳器，略松开抬钳器释放出支架后，

圣诞树支架

轻压抬钳器将支架送入十二指肠乳头内，反复重复上述动作直至支架送至目标位置。

注意：支架自内镜推出后留于十二指肠腔的长度尽可能短（尤其是非一体式支架），可防止支架送入困难或脱落至十二指肠降部。对于胆管狭窄明显或需要放置多

根支架的患者，可视情况预先进行胆道探条扩张。

2. 胆道金属支架置入术　胆道金属支架主要用于缓解胆道恶性梗阻，如壶腹部恶性肿瘤、胆囊癌或转移癌所致外压性狭窄等。近年来也有学者主张用覆膜金属支架处理胆道良性狭窄，获得理想的临床疗效。

胆道金属支架

操作步骤：标准ERCP胆管插管成功后，造影并测量狭窄段长度，选择合适长度的支架；调节内镜保持一个靠近乳头的合适位置，将支架逐步送入胆道，X射线下确认支架越过狭窄段；助手开始释放支架时，内镜医师放松抬钳器，用力拉紧并逐步退出外鞘管，保证支架内镜端Mark位置位于乳头外合适位置，缓慢匀速释放支架并于X射线下监测支架位置及膨开情况。

注意：无论是胆道内还是跨乳头放置金属支架，EST都并非必需的，狭窄段的扩张亦非必需。

3. 胰管内支架置入术　与胆道塑料支架放置步骤类似，将支架送至胰管目标位置后，助手缓慢匀速回撤部分导丝，松开抬钳器并将支架尾端向下推入十二指肠腔后，轻压抬钳器内镜下直视推送器与支架尾端接触点，助手缓慢匀速撤除导丝。

胰管支架

注意：胰管支架通常直径较小，操作不当易造成支架内移位；预防的方法有选用单猪尾支架、助手缓慢匀速回撤导丝等。

六、内镜下胆胰管取石术

（一）内镜下胆管取石术

胆管结石取石前，首先应对结石的位置、大小、括约肌切开程度及胆管末端的大小进行充分评估。

1. 适应证　壶腹部结石嵌顿；胆总管结石；肝内胆管结石等。

2. 禁忌证　ERCP禁忌证；胃流出道梗阻或术后解剖改变所致无法达到主乳头；管腔穿孔，伴有腹膜炎等。

3. 操作步骤

（1）壶腹嵌顿结石的取出：可尝试推送嵌顿结石进入胆管后行胆管标准插管、乳头切开进行取石，部分患者也可尝试针状刀剖开乳头后插管取石。

针状刀（嵌顿结石）

（2）球囊取石：完成胆管插管及乳头切开后，将合适大小的取石球囊沿导丝送至结石的上方，适当充盈球囊以适应胆管内径，轻拉球囊至乳头水平，调整镜身方向与胆管轴向一致，轻压大钮使镜面靠近取石球囊，调整内镜头端向下牵拉球囊并取出结石。若气囊充盈过大或乳头开口过小，可通过调节气阀适当缩小气囊以保证顺利取石。必要时可推送内镜并右旋镜身以辅助取石。

气囊取石

取石球囊的优点是可完全占据胆管腔，最适用于小结石和碎渣的清理。此外，充盈气囊可隔绝气体干扰进行胆管造影以确认胆管内结石已清理干净。

（3）网篮取石：网篮是最常用而有效的取石工具，与球囊相比，网篮有更大的牵拉力，更利于取出中等或较大结石。

网篮取石

操作方法：沿胆管轴向插入网篮，X射线下确认网篮进入胆管并到达结石上方，轻轻打开网篮并套住结石，助手适当收拢网篮避免结石脱落（但应避免过度收紧网篮导致网线嵌入结石），轻拉结石至胆管开口位置，持续牵拉套住结石的网篮至内镜活检孔道水平，内镜头端向上弯曲接近乳头口、牵拉网篮、内镜头端向下并轻轻右旋镜身，即可将结石拉出胆管。

（4）机械碎石：当结石过大过硬、胆管下段狭窄或开口较小、乳头无进一步切开空间、常规网篮或球囊取石失败时，可考虑行机械碎石。除了常规为碎石而设计的碎石网篮外，剪断取石网篮碎石也是临床常用的方法之一。

操作方法：取石过程中网篮意外嵌顿，剪断取石网篮手柄并取出塑料外鞘管，沿钳道内的网篮钢丝插入Soehendra碎石器并直抵结石，调整金属外鞘管使其头端与结石充分接触并固定，外端金属环接入碎石手柄并缓慢转动手柄而逐步收紧网篮达到碎石的目的。（注意：转动手柄应缓慢，反复感受网篮钢丝张力，切忌使用暴力拉动而导致网篮断裂。）

镜内碎石

（二）内镜下胰管取石术

1.适应证

（1）主胰管内非嵌顿性结石，主胰管扩张远端不狭窄者。

（2）副胰管小结石。

（3）胰腺分裂症伴中小结石。

2.禁忌证

（1）ERCP禁忌证。

（2）主、副胰管嵌顿性结石。

胰管结石
气囊取石

（3）二级胰管以及胰腺实质的钙化性结石。

（4）胰尾部主胰管较大结石。

（5）慢性胰腺炎急性发作期。

3. 操作步骤 经过主乳头、副乳头行胰管插管成功并行胰管造影术，了解胰管扩张情况、结石大小、部位、数目和活动度。行胰管括约肌切开后，沿导丝插入气囊或网篮，按胆管取石方法取出结石。为防止术后胰腺炎发生，可置入支架或鼻胰引流管。

七、内镜下碎石术（液电、激光）

对于巨大胆管结石，常规方法取石困难，可尝试在经口胆道镜直视下行液电或激光碎石。

（一）液电碎石（electrohydraulic lithotripsy，EHL）

液电碎石首先要保证用生理盐水灌注胆管。碎石时，导线前端探出镜身0.5cm以上，对准结石的中央（避免将电极置于结石裂缝或结石与胆管壁之间），控制好与结石的接触力度以防止滑脱，碎石过程应特别关注避免接触胆管壁而造成胆管壁损伤或出血。

（二）激光碎石（laser lithotripsy）

钬激光碎石迅速、可靠，正规操作时几乎无损伤，可在胆管镜直视下进行准确碎石。具体操作方法同液电碎石。

八、内镜下十二指肠乳头肿瘤切除术

（一）适应证

1. 肿瘤病变小于5cm。

2. 病变未向胆胰管内生长或肿瘤仅累及胆胰管远端1cm以内。

3. 内镜下无恶性病变表现（溃疡、质地脆、自发性出血等）。

4. 未累及固有肌层、胆管、胰管和胰腺的十二指肠乳头早癌。

5. 十二指肠乳头癌的姑息性切除。

6. 十二指肠乳头肿瘤的整块切除活检。

（二）禁忌证

1. 拟行外科手术的十二指肠乳头肿瘤。

2. 十二指肠癌诊断明确，且不能排除为进展期的可能，为进行根治性治疗，不应选择内镜下切除。

3. 内镜下无法切除或风险过高的巨大十二指肠乳头肿瘤。

（三）操作步骤

有学者认为行乳头切除术前，应行ERCP或IDUS检查以明确病变的范围。

具体操作可直接采用圈套器进行电凝电切，切除过程中保持圈套器一定张力直至病变被切下。也可采用EMR的方法，先在病变下方行黏膜下注射生理盐水＋肾上腺素后以圈套器套切。对于病变较大者，亦可分片切除，对部分残留的病灶可行APC或射频烧灼治疗。切除后，是否需常规放置胰管支架目前尚无定论。

九、经口胆道镜：胆道子母镜、Spyglass及直接经口胆道镜

经口胆道镜（peroral cholangioscopy，POC）是指胆管镜经口途径插入胆管进行可视化观察、活检或治疗，包括胆道子母镜、Spyglass、直接经口胆道镜等。

（一）适应证

1. 诊断适应证

（1）不明原因胆管狭窄或充盈缺损。

（2）判定胆管癌或胆管乳头状瘤病变范围。

（3）评价肝移植术后胆管缺血。

（4）评价残余胆管结石或胆管出血原因。

2. 治疗适应证

（1）ERCP不能清除的胆管结石（巨大结石、嵌顿结石、Mirizzi综合征等）。

（2）急性胆囊炎经乳头胆囊引流。

（3）辅助导丝插入肝内胆管引导治疗。

（4）辅助胆管肿瘤光动力或射频治疗。

（二）禁忌证

与ERCP禁忌证相同。

（三）操作步骤

1. 胆道子母镜操作步骤　母镜插入方法同普通十二指肠镜。子镜插入时母镜应放松旋钮，通过母镜抬钳器时应完全松开抬钳器直至子镜弯曲部完全伸出。子镜插入胆道过程：首先应使子镜弧形向上，对准乳头口，调节母镜向上将子镜送入胆道。若子镜插入胆道困难，可尝试在导丝引导下进行。注意：操作过程中应尽量避免过度抬高母镜抬钳器而造成子镜光纤折断。

2. Spyglass操作步骤　按照ERCP胆管插管标准方法，在导丝辅助下将Spyglass送入胆道后，调节十二指肠镜及Spyglass的四个旋钮并在X射线下透视观察Spyglass头端到达目标位置并确保其内镜视野位于正中，控制胆道镜注水及吸引孔道保证管腔视野良好。再根据不同情况，进行活检、碎石、射频等处理。

Spyglass碎石

3. 直接经口胆道镜　直接经口胆管镜通常是指采用超细胃镜直接插入胆管进行诊治。其优点是图像质量较高且兼具影像强化功能、工作孔道相对较大能开展各种治疗。主要缺点是镜身柔软，插镜过程及十二指肠乳头插入困难，常需借助手法或其他配件辅助，如变换体位、腹部按压固定镜身或气囊小肠镜外套管、导丝引导、肝内球囊锚定等。

十、内镜下胆管组织活检术

病理检查是目前胆管肿瘤性病变确诊的最可靠依据，内镜下胆管组织活检术可在ERCP检查的同时进行。

（一）适应证

1.胆管良、恶性狭窄的鉴别诊断。

2.可疑早期胆管癌。

3.ERCP下有可疑发现，做进一步检查。

（二）禁忌证

1.ERCP禁忌证。

2.凝血功能障碍有出血倾向者，全身衰竭，心、肺、肝、肾等重要器官功能失代偿。

3.急性胆管炎及化脓性胆管炎。

（三）操作步骤

ERCP对胆管进行造影并充分评估，初步确定活检部位，在X射线下将活检钳经乳头送至胆管目标位置，调节内镜插入深度及角度，使活检钳尽可能垂直指向活检部位以提高活检阳性率。

Spyglass直视下活检：操作步骤见经口胆道镜中的Spyglass操作步骤。

十一、胆胰管内超声检查（intraductal ultrasonography, IDUS）

胆胰管IDUS是指将超声微探头置入胆胰管扫查，以辅助胆胰疾病诊断的技术。因隔绝了腹部脂肪及胃肠道气体的干扰，所得图像分辨率较高，有助于发现胆胰管上皮早期病变。

IDUS胆管内超声

（一）适应证

1.胆胰管狭窄性质的鉴别。

2.判断壶腹部、胆管癌及胰腺癌局部进展情况。

3.用于ERCP有可疑发现，但CT、EUS正常者的进一步检查。

4.可疑早期胆管癌、胰腺癌。

（二）禁忌证

1. ERCP禁忌证。

2. 胆道感染伴脓毒症休克。

3. 有出血倾向及碘过敏者为相对禁忌。

（三）操作步骤

1. **胆道IDUS** 按照ERCP标准方法，胆管插管成功并造影后，沿导丝将微探头送入，到达十二指肠镜出口时应尽量放松抬钳器，利用"UP"大角钮将微探头送入胆道；X射线监测下将探头缓慢送至病变部位；若狭窄明显应避免强行插入，以免损坏，必要时可扩张后再插入微探头。

2. **胰管IDUS** 基本步骤与胆道IDUS类似。检查时，应将导丝通过狭窄处，循导丝插入探头，应尽可能减少检查时间以免诱发胰腺炎。

（全杭斌）

ERCP 术后处理

一、ERCP 术后监测

（一）一般处理方式和监测项目

减少特殊危险的方法将在叙述每一种主要并发症中详细讨论，增加内镜医师和助手团队的临床和技术经验，严格遵守操作规范将有助于减少危险的发生，但由于并发症是难以完全避免的，因此也需要让患者和家属充分了解主要风险，必要时通过保险减少经济损失。术后告知病情和操作过程，适度的礼貌和人情关怀是需要的，也有助于 ERCP 术后监测的进行。

ERCP 术后建议住院观察，以便医护人员给予充分的液体，以及及时发现严重并发症的一些临床征兆，当风险较高（如处理括约肌功能障碍）或者患者比较虚弱时，住院是必需的。

（二）一般护理

术后患者回病房后应卧床休息，给予吸氧及心电监护，术后 48 小时内密切监测生命体征、意识变化，观察有无腹痛、恶心、呕吐等症状，以便及早发现术后并发症，注意患者腹部体征、体温。检查血常规、血清淀粉酶、肝功能、血气分析等生化指标，体温持续达到 38.5℃以上时应加强抗感染治疗，辅以物理降温。观察腹痛的部位、性质及持续时间和伴随的症状；观察引流及呕吐物的颜色、量、性状，做好记录，以便尽早发现、早期治疗术后胰腺炎。如有血清淀粉酶明显升高，应常规禁食、抑制胰酶活性、减少胰液分泌、补液及相关对症支持治疗。

二、ERCP 术后常见并发症

常见并发症分类如下：①ERCP 术后急性胰腺炎；②急性化脓性胆管炎；③消化道出血；④肠穿孔；⑤败血症；⑥药物反应；⑦其他（包括心肺并发症、肝周脓肿、脾破裂等）。术后并发症发生率在诊断和治疗性 ERCP 中存在差异。诊断性 ERCP 包括行胆胰管双管显影、单纯胰管显影或单纯胆管显影；治疗性 ERCP 治疗包括 EST、EPBD、内镜下取石术、胰管括约肌切开术、ENBD、胆胰管支架置入术等。大多数学者认为，治疗性 ERCP 急性胰腺炎的发生率高于诊断性 ERCP，这主要与是否为 EST 有关。

ERCP 术后急性胰腺炎是指 ERCP 术后 24 小时血淀粉酶升高超过正常上限的 3 倍，并出现临床胰腺炎表现。由胰腺实质受损引起，在 ERCP 术后并发症中最为常见。文献报道急性胰腺炎发生率为 1% ~ 40%，以 5% 最多见，尽管为 ERCP 术后发生率最高的并发症，但在急性胆源性胰腺炎发病时，提倡应尽早行 ERCP。Fiocca 等通过对比，研究了急性胆源性胰腺炎发生后 24 小时行 ERCP 和保守治疗 72 小时后再行 ERCP 的结果，指出在急性胆源性胰腺炎发生 24 小时内行 ERCP 效果更好。

（一）ERCP 术后胰腺炎

在 ERCP 术后 1 ~ 2 小时，多数患者会出现上腹部压迫感和饱胀感，这通常与过多充气相关，一般短期内可恢复。相反，胰腺炎患者则会在 4 ~ 12 小时后症状明显，表现为典型的胰性腹痛，伴有恶心呕吐感，患者可有心动过速、腹痛明显、肠鸣音减弱或消失等症状。血清淀粉酶和脂肪酶升高，白细胞计数升高更能提示严重程度，如果患者出现腹痛明显和肌紧张（尤其是当血淀粉酶和脂肪酶没有明显升高时），要考虑穿孔可能，腹部平片有一定的诊断价值，CT 检查更敏感。

ERCP 术后胰腺炎的程度划分和治疗与自发性胰腺炎是一样的，充分补液和止痛是关键，一些专家推荐使用奥曲肽的类似物减少胰液的分泌，在 ERCP 术操作过程中反复进入胰管，或胰管胆管汇合有异常，建议置入胰管内支架，保持胰液引流通畅，减少胆汁逆流引起的胰腺炎及胰腺炎发生的严重程度。杭州市第一人民医院消化中心的研究表明，内置胰管支架可降低高危患者术后胰腺炎的风险。建议多采用放置周长

5Fr、长度 8～12cm 的内部没有侧翼的支架，这类支架比较软，呈猪尾状弯曲，不会移位至胰管内，同时也不会引起肠管的损伤。国外许多中心研究也进一步肯定了这项技术。多数情况下熟练的操作技巧和胰管支架的应用可将胰腺炎的发生率控制在5%以下，但仍不能完全避免胰腺炎的发生。

杭州市第一人民医院在长期实践中也发现针对女性，尤其是合并有焦虑状态、年龄大于40岁、肥胖的女性，ERCP术后发生胰腺炎的危险性明显提高，如内镜下行Oddi括约肌切开、女性患者使用对胰腺有害的药物后，都会大大增加术后胰腺炎的发生率，可能的相对危险度在3.7。针对高危患者，术中应尽量减少造影剂的用量，掌握正确的插管、切开方向，避免反复插管、注射，操作轻柔，切忌用暴力。术后放置鼻胆管引流，对于发生急性胆源性胰腺炎的患者，尤其是对无法耐受手术治疗的老年患者来说不失为一种好的治疗措施。Masci等对52个回顾性研究进行了Meta分析，在可能发生ERCP术后胰腺炎的14个危险因素中，5个属于患者自身的因素，9个与内镜操作技术直接相关。结果发现自身因素中，Oddi括约肌功能失调的相对危险度为4.09，女性为2.23，术前胰腺炎为2.46；2个与内镜操作技术直接相关的危险因素被证实，Oddi括约肌切开为2.71，胰腺内注射为2.2。

对于ERCP术后胰腺炎患者建议进行CT扫描评估胰腺炎的严重程度，排除有无穿孔等其他并发症，如果临床好转慢，或发热加重时也要进行CT复查，一般情况不使用抗生素，抗生素的使用需要根据患者的临床症状和辅助的实验室检查（如血常规、降钙素等指标），来决定是否使用抗生素。少数病例会产生胰腺大量渗出，数周后形成假性囊肿和发生胰腺坏死的症状，这类患者需要经皮穿刺引流，或进行超声内镜下囊肿或脓肿穿刺引流，或采用外科清创，外科根据渗出物的分布范围和部位采用双套管引流，或腔镜下坏死物清创引流。

（二）ERCP术后穿孔

ERCP穿孔主要有四种类型：①由导丝或其他机械所致的管道和肿瘤的穿孔，称为"穿透"；②与括约肌切开的十二指肠后壁穿孔；③内镜所致的食管、胃、十二指肠（远离乳头）的穿孔；④支架相关的穿孔。这些穿孔原因不同，处理结果也不同。

在括约肌切开后出现的穿孔通常是十二指肠后壁的，腹膜后出现气体或造影剂可以明确诊断。术后患者立即出现腹痛、心动过速应考虑穿孔，胰腺炎腹痛多发生在术后4～12小时。数小时后患者会出现皮下气肿、纵隔气肿或气胸，白细胞计数升高很快，血、尿淀粉酶正常或轻度升高而腹痛剧烈时应高度怀疑穿孔，应在24小时内完善腹部X射线平片或CT平扫。穿孔是危及生命的事件，提高认识和及时有效的处理是关键。在括约肌切开时应避免过度切开、偏离轴线切开、预切开。患者需禁食，补充液体，给予营养支持，使用抗生素治疗，建议放置胃肠引流管，一些专家建议放置胆管支架或鼻胆管引流。是否手术仍有争议，根据笔者经验，早期发现及时内科治疗才是关键。许多后腹膜穿孔可以进行保守治疗，因为部分穿孔病灶外科未必能找到穿孔的部位，通常放置引流管保持引流通畅，对于部分患者可能合并胆囊结石，尤其是老年患者，胆道张力增大，可以给予B超引导下胆囊造瘘，减轻胆道压力。如果穿孔引起肾周或结肠周围积液脓肿形成，可经皮或手术引流。对于部分穿孔，内镜下放置止血夹或组织胶可以成功治愈穿孔。

非乳头区的穿孔，可发生在内镜经过的任何地方，老年患者咽喉部存在憩室者穿孔风险增加，内镜下毕Ⅱ式胃切除和一些复杂短路手术患者有发生输入襻穿孔风险，发生率高达6%～20%。穿孔通常发生在过度扭曲内镜或内镜成襻时，而内镜前段穿透引起的穿孔较少，对于一些复杂的病变建议由经验丰富的操作者（或中心）完成。支架穿孔多发生在10Fr的直型支架，一般情况内镜下拔除即可，极小部分需外科处理。

（三）ERCP术后感染

根据共识意见，ERCP术后感染指ERCP术后24～48小时出现其他原因不能解释的体温持续高于38℃。当患者需要住院3天以上，或进一步，内镜需要经皮穿刺引流则被认为是中度感染。如发展为感染性休克或外科手术干预者，则被认为是重度感染。

院内感染主要是术后假单胞菌属感染，这几乎都是由于不正确的清洗消毒方式造成的，理论上是可以预防的。胆管炎菌血症或败血症通常发生于胆道感染或者引流不通畅的患者、胆管结石和胆管狭窄没有充分引流以及胆道支架堵塞的患者、肝门部肿瘤或硬化性胆管炎患者。由于不能充分引流发生败血症的危险性较大，应充分全面评估患者情况。迟发型感染多见于支架堵塞，患者可能会因为化脓性胆管炎导致病情迅速加重，需要充分告知患者并嘱其及时联系医师，每3～4个月可以常规更换支架。部分患者出现急性梗阻化脓性胆囊炎，在ERCP时候早期可能发生，多见于胆囊管受到结石或肿瘤影响时；偶有胆管金属支架置入后发生者，给予经皮胆囊穿刺引流或外科手术治疗可有效缓解。胰腺周围渗出液的继发感染，多见于重症胰腺炎，处理同重症胰腺炎。迟发性胆道感染，常常由于胆管支架堵塞引起，多建议患者定期复查，3～6个月更换内支架，部分胆管肿瘤患者置入金属支架再堵塞可给予金属支架内清除异物或再置入塑料支架，如金属支架内由于新生肿瘤组织引起的堵塞可给予射频消融。

（四）ERCP术后出血

ERCP术后出血主要原因是括约肌的切开或其他切开操作，如乳头切除和假性囊肿引流，部分肿瘤患者活检后，或凝血障碍或胆管静脉曲张的患者插管后，出血可在术中，也可延迟到术后2周出现，一般表现为呕血或黑便。但如果出血遍布胆管，也可表现为胆源性疼痛和胆管炎。虽然常规让患者停用阿司匹林或其他影响血小板功能的药物，但没有证据表明使用这些药物会使患者出血的危险性增加，一般内镜专家会建议停用此类药物7～10天。对不可纠正的凝血功能障碍和严重的门脉高压患者可以使用气囊扩张来代替括约肌切开取石。

括约肌切开后立即出现的出血通常可以自发停止，除非有血管喷血，否则没有必要过度干预。当需要治疗时，笔者的经验是对不严重的出血，使用1:10000肾上腺素针10～20ml喷洒出血灶，如果血持续渗出，可采用气囊压迫5分钟。大出血内镜视野会很快消失，可采用止血夹夹闭创面，血管介入处理甚至外科手术都是值得推荐的。

迟发性出血，需要确定出血来源，其余处理同前。

（五）ERCP术支架放置的并发症

胆管和胰管支架可引起局部损伤、支架堵塞和移位，患者需定期更换支架，出院时医师应告知患者何时置入何种支架。支架堵塞：塑料支架通常3～6个月更换一次，金属支架能保持更长时间的畅通，如果患者再次出现畏寒发热、转氨酶升高或黄疸，高度考虑胆管支架堵塞的可能，需采取紧急措施。支架移位：支架向外移位可引起十二指肠或远端肠腔损伤；支架向内移位，尤其是胰管内支架移位至胰管内，多数情况下通过气囊、异物钳、圈套器或网篮取出，少数情况下需外科手术。

（六）心肺并发症和镇静意外

术后心电监护及血氧饱和度测定，发现有约1/3的受检者出现房性早搏、室性早搏、心房颤动等心律失常和心肌缺血改变，且多伴发低氧血症。低氧血症的发生除了与操作者的经验、内镜粗细、检查时间有关外，还与患者的个体情况有关，如年龄≥65岁、肥胖（体重指数≥28）、贫血（血红蛋白≤100g/L）、紧张性呼吸等情况就属易发人群。随着EST的广泛应用，其远期并发症已引起重视，如结石复发、降段胆管炎、胆囊炎及乳头再狭窄等。定期行B超等无创性检查有助于预防远期并发症发生。

三、ERCP术后管道管理

胃肠减压管：保持胃肠减压治疗的有效性，每天行口腔护理，观察负压壶内胃液的量、色、性状。

输液管：使用生长抑素持续泵入时应正确使用微量泵，保持泵入液路通畅。

鼻胆管：放置到预定位置后，立即用手固定鼻胆管防止脱出。口腔内鼻胆管从鼻腔引出，可用高压灭菌后的导丝等物做成椭圆环放入患者口中，抵住。

咽后壁：将空肠营养管前端用石蜡油润滑后，从一侧鼻腔插入，使空肠营养管前端落入患者口腔内的导丝环中，拉出导丝环，从口腔带出空肠营养管前端；将空肠营养管前端盲端剪掉，将鼻胆管末端插入空肠营养管；一手仍固定鼻胆管，一手从鼻腔拉出空肠营养管，带出鼻胆管；固定鼻胆管的手感觉到鼻胆管已伸直时停止。用丝绸胶布以倒Y字形将鼻胆管固定于患者鼻梁部，Y形胶布的两脚以S形分别缠绕鼻胆管；长出的鼻胆管盘成圆环状固定于患者一侧面部；接引流袋。

鼻胆管引流护理：①固定。标记置管日期及外露起始端，妥善固定鼻胆管，注意鼻胆管从鼻腔引出部位不要紧贴鼻黏膜，以减少不适。每班检查固定胶布是否牢固，发现胶布松动时及时更换。反复告诫患者及家属睡眠中避免意外拔管，活动时妥善放置，以免导管滑脱。②引流。保持引流管通畅，避免导管扭曲受压、打折成角或阻塞。记录引流液颜色、性状及量。正常胆汁为棕色或深绿色，色清无渣，每天200～800ml，但乳头括约肌切开较大且无感染水肿者，胆汁可能从切口处直接流入肠道，如引流液较少或引出泥沙样物，可用注射器定时抽吸鼻胆管，注意抽吸负压不可过大。③冲洗。为防止泥沙样物阻塞鼻胆管，或为化脓性胆管炎患者有效排脓，可根据医嘱通过鼻胆管进行胆道冲洗，冲洗时严格执行无菌操作，滴速控制在30滴/分。④鼻胆管脱出的处理。当标记的鼻胆管外露起始端位置下移时，立即将导管固定在现有位置，不要擅自插入导管也不可将导管完全拔出，应通知医师，进行造影检查，如鼻胆管末端仍在胆总管内，可继续留置，必要时重新于放射线下插管。

四、饮食指导

禁饮食，待血尿淀粉酶恢复正常，无明显的腹痛或出血等并发症后方可进食。先饮少量水，无不适再进少量低糖、低脂流食，逐渐改为低脂半流食、易消化软食，直至普食。饮食宜少量多餐，初期避免粗纤维及刺激性食物的摄入，防止对十二指肠乳头的摩擦。

五、加强对高危患者的管理

临床工作中充分重视ERCP并发症的高危因素，严格掌握ERCP适应证和禁忌证；术前充分准备，让患者消除紧张心理，配合操作。年龄≥65岁、肥胖（体重指数≥28）、贫血（血红蛋白≤100g/L），合并有肿瘤的患者心肺功能异常等，需要多学科联合会诊，讨论最佳治疗方案。

参考文献：

［1］MASCI E，TOTI G，MARIANI A，et al. Complications of diagnostic and therapeutic ERCP: a prospective multicenter study［J］. Am J Gastroenterol，2001，96（2）：417-423.

［2］ANDRIULLI A，CLEMENTE R，SOLMI L，et al. Gabexate or somatostatin administration before ERCP in patients at high risk for post-ERCP pancreatitis: a multicenter, placebo-controlled, randomized clinical trial［J］. Gastrointest Endosc，2002，56（4）：488-495.

［3］ELMUNZER B J，SCHEIMAN J M，LEHMAN G A，et al. A randomized trial of rectal indomethacin to prevent post-ERCP pancreatitis［J］. N Engl J Med，2012，366（15）：1414-1422.

［4］MANES G，GIORGIO P D，REPICI A，et al. An analysis of the factors associated with the development of complications in patients undergoing precut sphincterotomy: a prospective, controlled, randomized, multicenter study［J］. Am J Gastroenterol，2009，104（10）：2412-2417.

［5］WILLIAMS E J，TAYLOR S，FAIRCLOUGH P，et al. Risk factors for complication following ERCP; results of a large-scale, prospective multicenter study［J］. Endoscopy，2007，39（9）：793-801.

［6］TSUCHIYA T，ITOI T，SOFUNI A，et al. Temporary pancreatic stent to prevent post endoscopic retrograde cholangiopancreatography pancreatitis: a preliminary, single-center, randomized controlled trial［J］. J Hepatobiliary Pancreat Surg，2007，14（3）：302-307.

［7］ZISSIN R，SHAPIRO-FEINBERG M，OSCADCHY A，et al. Retroperitoneal perforation during endoscopic sphincterotomy: imaging findings［J］. Abdom Imaging，2000，25（3）：279-282.

［8］ENNS R，ELOUBEIDI M A，MERGENER K，et al. ERCP-related perforations: risk factors and management ［J］. Endoscopy，2002，34（4）：293-298.

［9］张啸，林秀英，王晖，等. 经内镜逆行胆胰管造影穿孔致后腹膜腔感染的介入治疗［J］. 中华消化内镜杂志，2011，28（2）：107-110.

［10］HOWARD T J，TAN T，LEHMAN G A，et al. Classification and management of perforations complicating endoscopic sphincterotomy ［J］. Surgery，1999，126（4）：658-663.

［11］张筱凤，张啸，杨建锋. ERCP术后并发穿孔三例［J］. 中华消化内镜杂志，2009，26（2）：105-106.

［12］NAKAGAWA Y，NAGAI T，SOMA W，et al. Endoscopic closure of a large ERCP-related lateral duodenal perforation by using endoloops and endoclips［J］. Gastrointest Endosc，2010. 72（1）：216-217.

［13］YANG J，WANG J，ZHOU H，et al. Efficacy and safety of endoscopic radiofrequency ablation for unresectable extrahepatic cholangiocarcinoma: a randomized trial［J］. Endoscopy，2018，50（8）：751-760.

［14］BAE S S，LEE D W，HAN J，et al. Risk factor of bleeding after endoscopic sphincterotomy in average risk patients［J］. Surg Endosc，2019，33（10）：3334-3340.

［15］OH H-C，EL Hajj I I，EASLER J J，et al. Post-ERCP Bleeding in the Era of Multiple Antiplatelet Agents［J］. Gut Liver，2018，12（2）：214-218.

（王　霞）

第二章

围手术期并发症

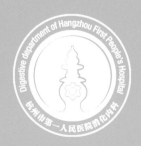

ERCP并发症的总体预测及预防

ERCP已经从单纯的诊断演变为如今治疗胆道及胰腺疾病的主要方法之一。然而，ERCP治疗可引起各种并发症，常见的有急性胰腺炎、出血、穿孔、胆道感染等。这些并发症或轻或重，轻者可以在短时间内得到治愈，重者则增加患者额外的住院时间，甚至导致死亡。并发症的发生不仅会对患者造成伤害，也会引起内镜医师精神上的创伤，产生严重焦虑情绪。同时，并发症的发生也是产生医疗纠纷的主要原因之一。

目前ERCP的并发症主要有以下几个方面的进展：制定基于共识的标准化的定义；在大规模多中心、多变量分析研究后得出能识别发生并发症的与患者和技术相关的危险因素；通过新设备、新技术的提升，将ERCP相关并发症的风险降低。

一、并发症的定义

1991年由美国著名ERCP专家Peter B.Cotton教授提出的EST并发症的定义被采用并广泛使用至今，最近国外多采用"不良事件"来代替并发症，并得到越来越多的认可。在该定义中，不良事件的严重程度主要根据住院天数和治疗并发症所需的干预类型进行分类。除了显而易见的并发症之外，人们越来越关注其他负面（或正面）的结果，包括费用、住院时间及患者满意度。值得思考的是，我们必须结合整个手术结果辩证地看待不良事件：并发症（不良事件）的发生是无法完全避免的，具有轻微甚至中度不良事件的成功手术有时更优于没有明显不良事件发生的失败手术。原因在于，一次失败的ERCP尝试往往意味着重复ERCP或取而代之的经皮及外科手术，这可能导致其他并发症的发生以及治疗操作和住院费用的增加。

二、ERCP并发症的总体发生率

大多数前瞻性系列报道ERCP和EST的总体短期并发症发生率为5%～10%。但在不同的相关文献报道中，ERCP并发症发生率的差异很大，甚至在前瞻性研究中也是如此。在两项大样本的前瞻性研究中，一项的并发症发生率在诊断性及治疗性ERCP中分别为0.75%、1.4%，而另一项研究则分别为5.1%（高出约7倍）、6.5%（高出约5倍）。造成如此巨大差异的原因有：①并发症的定义；②相关检查的彻底性；③患者相关因素；④围手术期处理方法的不同，包括治疗范围、预防性胰管支架的置入或非甾体抗炎药（NSAID）的使用。基于以上原因，不能单纯地认为某一中心较低的并发症发生率即代表其更高的操作质量。

三、ERCP并发症的总体预测

最近的研究已经使用多变量分析作为工具来识别和量化多个潜在混杂风险因素，来预测ERCP术后并发症的发生，具有较高的临床指导价值。一般认为，已知或疑似Oddi括约肌功能障碍的患者的并发症发生率特别高，尤其是胰腺炎患者，高达4%；而常规胆道取石术的并发症发生率较低，尤其是联合腹腔镜胆囊切除术时（大多数研究小于5%）。EST后出血主要发生于胆管结石患者，而胆管炎主要发生于恶性胆道梗阻患者。

表9-1显示了ERCP和EST总体并发症危险因素的多变量分析总结。尽管相关研究是异质的，有时会忽略潜在的关键危险因素，但仍显示出表中所示的几种高危因素。

表9-1　多变量分析中ERCP总体并发症的危险因素

已确认	可能	无关
疑似Oddi括约肌功能障碍	低龄	共患疾病负担
硬化	胰腺造影	较小的胆总管直径
插管困难	感染	女性
括约肌预切开	胆道引流失败	毕Ⅱ式术后
经皮胆道入路	实习者参与	壶腹周围憩室
较低的ERCP手术量	—	—

四、ERCP 术后并发症的危险因素

（一）技术因素

操作医师的技能或经验不足被认为是导致总体并发症的显著危险因素。这些技术因素包括插管困难、使用预切开或乳头切开术以进入胆管、未能实现胆道引流等。

（二）罕见死亡病例

ERCP 所致的死亡比较罕见（小于 0.5%），通常与心肺不良事件有关，这提醒操作医师在术中需要注意患者意识和监测期间的安全问题。

值得注意的是，以下几点并非增加并发症的明显危险因素：①高龄或合并其他较多疾病，相反，通过单因素和多因素分析，过小的年龄也会导致风险增高；②较小的胆管直径；③解剖异常，如壶腹周围憩室或毕 Ⅱ 式胃切除术。

五、ERCP 术后并发症的总体预防

（一）规范化培训，提高内镜医师技术水平

内镜专业技术对 ERCP 结果的影响很难评估，但极为重要。在所有评估该风险因素的研究中，通过单因素和多因素分析，ERCP 病例量的高低与总体不良事件发生率显著相关。在一项研究中发现，每周进行一次以上 EST 的内镜医师与每周达不到一次者相比，总体并发症的发生率降低不明显（8% vs 11%），但严重并发症的发生率明显降低（0.9% vs 2.3%）。有两项研究表明，较低的操作量与较高的术后出血率显著相关。在一项奥地利多中心的研究中，将每年进行 50 次以上的手术认为是高操作量，结果显示高操作量的内镜医师的治疗成功率高于低操作量的内镜医师（86.9% vs 80.3%），且不良事件较少（10.2% vs 13.6%）。这些数据与先前意大利的研究相似，即低操作量（每年＜200 例）的中心，不良事件发生率较高（7.1% vs 2.0%）。

目前尚不清楚维持熟练技巧所需的最低病例数量，但每年 50 ～ 100 例的数量可维持常规胆道治疗的良好结果，每年 200 ～ 250 例的操作数量可维持高水平的胰腺操作技术。

（二）严格把握适应证，避免边缘适应证或不必要的 ERCP

术前应完善相关检查，严格把握适应证，国际著名的 ERCP 专家 Peter B. Cotton 教授提出过越不能从 ERCP 获益者，术后并发症发生率越高，因此要避免边缘适应证或不必要的 ERCP，非必要则不行 ERCP。

（三）提高对危险因素的识别能力，并采取必要的预防措施

对有 ERCP 适应证的患者仔细采集病史，比如有无肝硬化、尿毒症病史，口服抗血小板药物、抗凝药物等出血相关病史；完善相关检查，提前识别发生术后并发症的危险因素。对有高术后胰腺炎风险的患者，于术前半小时直肠肛塞消炎痛栓，置入胰管支架，已被认为能明显降低术后胰腺炎的发生。

（四）将复杂或高风险病例转到高级内镜治疗中心

面对复杂 ERCP，经验不足的内镜医师应及时将潜在的复杂病例转诊到上一级内镜治疗中心，包括难治性胆道问题、所有胰腺治疗和大多数疑似 Oddi 括约肌功能障碍病例。

综上所述，减少 ERCP 不良事件的策略包括：①加强训练，进行规范化培训、规范化操作；②对内镜医师进行危险因素的教育，提高识别能力；③避免边缘适应证的 ERCP；④转到高级内镜治疗中心处理复杂或高风险病例；⑤以更少的内镜医师完成更多的 ERCP；⑥使用直肠非甾体抗炎药，置入预防 PEP 的胰管支架。

参考文献：

［1］ BRINDISE E M，GERKE H． Monitoring adverse events after ERCP: Call me maybe?［J］. Gastrointest Endosc，2021，93（4）：911-913.

［2］ DUMONCEAU J M，KAPRAL C，AABAKKEN L，et al． ERCP-related adverse events: European Society of Gastrointestinal Endoscopy (ESGE) Guideline［J］. Endoscopy，2020，52（2）：127-149.

［3］ VOIOSU T，BOSKOSKI I，VOIOSU A M，et al． Impact of trainee involvement on the outcome of ERCP procedures: results of a prospective multicenter observational trial

［J］. Endoscopy，2020，52（2）：115-122.

［4］MERCIER C，PIOCHE M，ALBUISSON E，et al. Safety of endoscopic retrograde cholangiopancreatography in the pediatric population: a multicenter study［J］. Endoscopy，2021，53（6）：586-594.

［5］FOGEL E L，LEHMAN G A，TARNASKY P，et al. Rectal indometacin dose escalation for prevention of pancreatitis after endoscopic retrograde cholangiopancreatography in high-risk patients: a double-blind, randomised controlled trial［J］. Lancet Gastroenterol Hepatol，2020，5（2）：132-141.

［6］ANDERLONI A，FUGAZZA A，MARONI L，et al. New biliary and pancreatic biodegradable stent placement: a single-center, prospective, pilot study (with video)［J］. Gastrointest Endosc，2020，92（2）：405-411.

［7］LIU J，LIU X，PENG L P，et al. Efficacy and safety of intravenous lidocaine in propofol-based sedation for ERCP procedures: a prospective, randomized, double-blinded, controlled trial［J］. Gastrointest Endosc，2020，92（2）：293-300.

［8］LEAL C，PRADO V，COLAN J，et al. Adverse events and acute chronic liver failure in patients with cirrhosis undergoing endoscopic retrograde cholangiopancreatography: a multicenter matched-cohort study［J］. Am J Gastroenterol，2019，114（1）：89-97.

［9］STAUB J，SIDDIQUI A，TAYLOR L J，et al. ERCP performed through previously placed duodenal stents: a multicenter retrospective study of outcomes and adverse events［J］. Gastrointest Endosc，2018，87（6）：1499-1504.

［10］THIRUVENGADAM N R，FORDE K A，MA G K，et al. Rectal indomethacin reduces pancreatitis in high- and low-risk patients undergoing endoscopic retrograde cholangiopancreatography［J］. Gastroenterology，2016，151（2）：288-297.

（杨建锋）

高淀粉酶血症及急性胰腺炎

ERCP术后胰腺炎（PEP）是ERCP常见且严重的并发症之一，因此对它的研究也十分广泛和深入。PEP增加了患者和国家的医疗负担，因此尽可能预防PEP的发生是提高ERCP诊疗效果的关键。

一、流行病学

目前已有大量关于PEP的文献报道，总体发生率为3%～10%。高危患者PEP发生率为15%～20%。一项纳入13296例患者的meta分析显示，PEP总体发生率为9.7%，高危患者发生率14.7%，绝大多数为轻症胰腺炎，总体病死率为0.7%。来自南卡罗莱纳医科大学为期10年的内镜检查资料分析显示，近10000例ERCP的总体并发症发生率为4.0%，其中胰腺炎发生率为2.7%，占总体并发症的2/3。国内南京大学医学院附属鼓楼医院回顾性分析4234例ERCP患者，发现PEP发生率为5.3%。

二、定义及分级

根据Cotten等1991年提出的意见：ERCP术后出现持续性的胰腺炎相应临床症状（如新出现的或加重的腹痛），并伴有术后24小时血淀粉酶升高超过正常上限的3倍，即可视为PEP。按照其严重程度进行分级：轻型，术后24小时血淀粉酶超过正常上限的3倍，需入院治疗或延长原住院时间2～3天；中型，需入院治疗4～10天；重型，需入院治疗10天以上，出现局部或全身并发症，需ICU治疗或侵入性治疗（如经皮穿刺引流或手术）。

Christofordis 等于 2002 年提出：ERCP 后 2 ～ 24 小时血淀粉酶值高于正常的 4 ～ 5 倍，但是无新出现或加重的腹痛症状者，可确认为高淀粉酶血症。在开展 ERCP 的早期，日本学者研究已发现，70% 的患者于 ERCP 术后在 12 ～ 72 小时内均有不同程度的淀粉酶增高，而其中 90% 的患者并无胰腺炎典型的条带状压痛，也无须特殊处理。

三、危险因素

导致 PEP 的危险因素有多种，包括患者因素和内镜操作因素两个方面。患者因素包括：女性；年龄小于 50 岁；SOD 和既往有多次胰腺炎发作史等，更容易获得 PEP。内镜操作因素包括：反复多次的胰管显影（特别是在胆管插管困难的情况下）；造影剂注射速度过快、压力过大，造成胰腺实质显影；括约肌切开时损伤过大和切割电流选择不当等，更容易获得 PEP。

（一）患者方面的危险因素

1. 性别和年龄 绝大多数的文献在这方面的统计数据均极为相似，提示女性患者在 ERCP 后并发胰腺炎的发生率要比男性高出 1 倍左右，说明 ERCP 对女性十二指肠乳头刺激后的反应敏感性较强。30 岁患者发生 PEP 的危险性是 70 岁患者的 2 倍左右，可能是由于年轻人胰腺功能良好，更易引发胰腺炎。

2. Oddi 括约肌功能障碍 SOD 是一种 Oddi 括约肌段高压带间歇性异常的良性、非结石阻塞性病变，可能会引起慢性腹痛、胆汁排放不畅或慢性胰腺炎。行 Oddi 括约肌测压（SOM）是诊断本病的金标准，但不是唯一指标。测试表明，SOD 时胆和（或）胰括约肌的压力可能增高。胰腺疾病的患者常有胰管括约肌的基础压升高；肝功能异常者多有胆道压力异常；曾做过胆道内镜治疗又有腹痛或胰腺炎者，胰管测压也多显示异常。但相当部分的患者仍是根据临床表现被怀疑 SOD 的。据临床统计，本病以年轻女性居多。

解剖证明，Oddi 括约肌是胆、胰括约肌的有机结合，二者难以各自分开。在做胆管括约肌切开时，热损伤极易波及胰管括约肌，造成一过性水肿痉挛而使胰液排放不畅。有人做过对照研究，经 SOM 确诊为 SOD 者，内镜治疗后的胰腺炎发生率为 19.7%，而 SOM 正常者，胰腺炎的发生率为 12.9%。有人统计，SOD 患者并发胰腺炎的危险性较正常人可增加 5 倍。一项多中心前瞻性研究发现，疑有 SOD 患者（未曾做过测压）在胆道内镜治疗后有 20% 发生胰腺炎，说明胰腺炎的发生是由于内在因素的存在。因此，凡疑为或确诊SOD都应视为ERCP后并发胰腺炎的高危因素。众多学者都提出，SOD患者在胆胰管括约肌切开后，若对胰管采取保护性措施，不论是胰管内支架还是鼻胰管引流，胰腺炎的发生率均可从28.3%降低到16.7%。研究还证明，胆胰管括约肌切开后加做胰管支架置入术，发生的胰腺炎大多属于轻型，而单做胆管括约肌切开术的患者胰腺炎都偏中重型。SOD患者远期的治疗效果和并发症是否与胰管括约肌切开有关，尚未见有研究报告。胰管括约肌切开后的再狭窄与胆管括约肌切开相比可能更为麻烦。因此，还没有一种最佳的治疗SOD的方法。

3. 复发性胰腺炎 Christofordis等报告慢性胰腺炎经内镜乳头括约肌切开术后胰腺炎发生率为23.5%，高淀粉酶血症为12.9%。李兆申等的报告中，117例有胰腺疾病的患者进行ERCP术后，胰腺炎发生率为8.5%，明显高于非胰腺病组。但Chen等的研究结论则相反，认为胰腺正常者EST后比以往有胰腺炎病史者更易发生术后胰腺炎，其原因是以往反复发作的胰腺炎使胰腺小叶间和管周纤维化，形成一道物理屏障，阻挡了ERCP诱发胰腺腺泡损害的程度和活性的胰酶向周围胰实质渗透。笔者曾报道一组64例慢性复发性胰腺炎患者EST后也仅有6例（9.4%）发生胰腺炎。差异可能在于引起胰腺炎反复发作的确切原因是否真正找到，并被内镜治疗解决。

（二）技术方面的危险因素

1. 插管困难 绝大多数（约占88%）ERCP后并发高淀粉酶血症和胰腺炎都曾表现出"插管困难"的特征，即插管在3次以上未能成功。其常见的原因有：选择插管的方向不当、解剖变异（憩室）和黏膜下多次进入导丝或注入造影剂等。反复多次的插管会造成开口局部严重损伤和黏膜下组织水肿，这在导丝引导的插管困难者中也可以发现，透过黏膜看到导丝呈盘蜷状。Vandervoort等通过1223例ERCP分析，发现插管少于5次者急性胰腺炎发生率为3.3%，插管大于20次时胰腺炎的发生率急骤上升到14.9%。Johnson等报告：胰管显影1次，胰腺炎发生率为1.3%；5～7次，发生率增至9.7%；超过10次，则发生率高达19.7%。由此可见，局部损伤使括约肌发生痉挛和壶腹部水肿，从而引起胰液的排放量减少，是最终发生胰腺炎的主要原因。

2. 胰腺实质显影 胰管造影显影的程度对预测胰腺炎的发生也有十分重要的意义。Fogel等对ERCP胰管显影的程度分为3级：A级，仅主胰管显示；B级，主胰管和一级分支显示；C级，主胰管加一、二级分支及胰实质均显示。胰管显影的程度虽然与推注的速度和量有关，但大多数并非人为的，而实际上要人为控制也是很困难的。实践表明，胰管过度充盈又常常与胆道插管困难有关；多次插管均进入胰管。造影剂在胰管内过度充盈，损害了胰管和胰泡上皮细胞，连通了胰泡间隙静脉的通路，改变了流体动力学；造影剂反流进入组织间隙和静脉循环，最终使胰实质显影。一旦胰实质显影，胰腺炎的发生率将大为增加，而且胰实质显影的程度与胰腺炎的程度呈正相关。有人对造影剂是否离子型做了对照研究，证明无显著差异。

3. EST 术后　　EST 是否是胰腺炎的一个致病因素？多项统计学的结果表明，做过 EST 的患者胰腺炎的发生率低于未做过 EST 的患者。这似乎表明，EST 能够避免或减少胰腺炎的发生。但由于切开刀插入困难，采用前切开或操作时间过长者，胰腺炎的发生率仍明显增高。事实上，有时一个经验丰富的内镜医生，无论是采用标准的或是其他方法（前切开或针形刀开窗扩大切开术）的 EST，仍无法找到术后发生胰腺炎的确切原因，因为要完成一个胆道内镜治疗，往往需多项技术的协作。至于 EST 术后发生胰腺炎的机制，主要还是胰管发生暂时性的阻塞，导丝放电对胰管产生直接的热损伤，受热后组织水肿是造成胰管阻塞的主要原因。针形刀开窗扩大切开术后的胰腺炎之所以发生率低，正是由于开窗点往往远离胰管开口。反之，预切开则需反复在胰管开口附近放电，EST 操作的时间过长，易造成附近胰管开口的热损伤而发生胰腺炎。研究证明，预切开操作后胰腺炎的发生率高于单纯诊断性 ERCP，且发生的胰腺炎往往较重。这是由于在预切开前，因反复插管已造成明显水肿，再加上预切开或多或少带有一定的盲目性，且放电时间往往较长。

采用针形刀做胆胰管括约肌切开后加做胰管支架置入，并发的胰腺炎概率（10.7%）明显低于单纯做胆道括约肌切开术的概率（19.2%）。由于每种方法所用的电流波型相同，因而切割长度和时间所用的热量与向胰腺组织扩散的损害是相等的。但也有一些研究提出担忧，广泛使用针形刀、导丝和内支架等较难的操作技术，如果内镜医生经验不足，则各种并发症的发生可能会增高。可想而知，多次试放支架失败者，术后也极易发生胰腺炎。在胰腺分裂的患者中，做较小的乳头括约肌切开常常会有 10% ～ 20% 的概率发生再狭窄。胆管、乳头括约肌狭窄者，用气囊做乳头括约肌扩张术后的胰腺炎发生率也明显增高，说明在扩张的过程中除了直接压迫胰管开口因素外，肌纤维撕拉损伤导致的水肿可能也是主要的原因。

总之，如果患者有 SOD、反复胰腺炎史、插管困难、胰管内造影剂过于充盈，临床上应警惕 ERCP 后发生胰腺炎的可能，并及时采取相应措施。严格控制适应证，尽可能减少在插管时对乳头括约肌开口的机械刺激，不断提高内镜医生插管成功的水平，则是减少 ERCP 后并发症的关键。

四、预防

ERCP后是否会发生胰腺炎很难预测，对所有接受ERCP的患者均采用预防或减轻胰腺炎发作的药物，既不可能也不现实。我们只能有重点地去关注部分有高危因素的患者。

（一）掌握适应证

对每一个准备接受ERCP的患者，首先要分析是否存在性别、年龄、可疑的SOD、过敏体质、复发性胰腺炎等有无诱发胰腺炎的危险因素。如果有多种危险因素存在，并且ERCP指征越是不够明确者，往往越容易发生各种并发症。确要施行时应与患者做好沟通工作，并由经验丰富的医生操作。如果在术中发现有明显的插管困难，应决定是否中止操作或替换操作人员，以减少对乳头开口的损伤，术后应加强监测。

（二）早期诊断

术后常规检测血尿淀粉酶3天，特别注意有新发或腹痛加重者。天冬氨酸转氨酶升高可预示有胰腺炎的发生。C反应蛋白（CRP）和白细胞介素6（IL-6）的检测在早期可预测胰腺炎的严重程度。有人对86例ERCP并发胰腺炎患者进行C反应蛋白（mg/dl）和IL-6（μg/ml）测定，术后12～24小时，轻度胰腺炎分别是0.98±0.24和16.6±2.06，中度胰腺炎分别是3.89±0.32和73.0±15.60，重度胰腺炎分别是12.0±1.60和235.5±26.31；术后36～48小时，轻度胰腺炎分别是1.60±0.31和18.92±3.28，中度胰腺炎分别是2.60±0.74和100.17±11.56，重度胰腺炎分别是25.00±2.90和438.2±71.50；轻、中、重度间比较差别均有显著性。当然，关注局部和全身的体征变化及动态CT监测是最可靠的。

（三）药物预防

1.生长抑素和类似物　药物预防是众多研究中最多的一种，凡能控制胰腺分泌的药物几乎均被用于预防PEP的研究，其中以生长抑素最为常见。生长抑素是通过直接抑制消化酶的分泌、间接抑制胃泌素及胆囊收缩素的产生来减少胰腺的外分泌功能，还能诱导胰腺腺泡细胞的凋亡以减轻炎症反应。此外，有研究发现，生长抑素还能降低Oddi括约肌的基础压和痉挛性收缩的频率。Poon等（1999）对230例患者进行随机对照的研究，生长抑素组的PEP发生率（2.8%）与安慰剂组的PEP发生率9.9%相比，生长抑素组明显减低。Andriulli等（2000）研究认为生长抑素可降低PEP的发生，2002年研究发现短时间（4小时）内应用生长抑素却认为不能预防PEP的发生。而Freeman（2003）生长抑素加加贝酯能有效地预防PEP。

奥曲肽是人工合成的八肽环化合物，是生长抑素的类似物，具有更长的生物半衰期，能有效地抑制胰腺和其他消化酶的分泌作用。国内李兆申医师采用ERCP术前30分钟及术后4小时分别给予奥曲肽针0.1mg皮下注射的方法，对预防组167例和对照组109例患者做了疗效观察。结果显示预防组中ERCP术后2小时、24小时分别有42例（25.1%）和28例（16.8%）患者发生一过性高淀粉酶血症，有7例（4.2%）发生急性胰腺炎。而对照组中ERCP术后2小时、24小时分别有58例（53.2%）和46例（42.2%）出现一过性高淀粉酶血症，9例患者（8.3%）发生PEP。预防组明显低于对照组（$P < 0.01$）。

生长抑素及类似物奥曲肽都是胰腺外分泌功能的抑制剂，并对PEP都有抗炎症介质及保护细胞作用。但并未见到这两种药物对预防PEP的对照研究。只是在考虑两种药物均有一定的预防和减轻PEP作用，从减少医疗成本角度上看，可能选择奥曲肽更好。

2. 蛋白酶抑制剂　第二类广泛用于预防PEP的研究药物是众多的蛋白酶抑制剂（如加贝酯、乌司他丁、萘莫司他、抑肽酶等），这些制剂能抑制广谱酶的活性，从而抑制多种蛋白、糖和脂肪的水解酶活性及减少细胞内溶酶体酶的释放，并能抑制细胞因子的释放、氧自由基和炎症介质产生而减轻全身炎症反应和多器官损害。

1996年的一个大样本的研究，用加贝酯1g静脉持续滴注13小时，预防组PEP发生率（2%）明显低于安慰组PEP发生率（8%）。但其他短时间（2.5小时）和小剂量（0.5g）的研究结果，预防PEP的效果并无差异。

乌司他丁（ulinastatin，UTI）也是一种新合成的广谱抑制胰酶的制剂，同时还具有稳定溶酶体膜和改善微循环的作用。姚育红等（2005）发表126例ERCP患者，随机分为UTI组（64例）和对照组（62例）。UTI组在术前、术后2小时、术后24小时及48小时予以UTI 10万U/h静滴。结果发现UTI组术后4小时、24小时的白细胞计数低于对照组，术后4小时、24小时及48小时的血、尿淀粉酶水平明显低于对照组，腹痛、腹部压痛也明显低于对照组（$P < 0.05$）。只是作者未能对高危患者做进一步的对照研究。

3. 吲哚美辛栓　吲哚美辛是非甾体抗炎药的一种，具有抗炎、解热、镇痛等作用。其通过抑制环氧酶而减少前列腺的合成，以及制止炎症组织痛觉神经冲动的形成，抑制炎症反应，包括抑制白细胞的趋化作用和溶酶体酶的释放，因而可抑制在急性胰腺炎初始阶段级联反应中起重要作用的血清磷脂酶 A_2 的活性，以及环磷酸腺苷的合成、过氧化物阴离子的产生、溶酶体酶的释放等，从而减轻胰腺局部以及全身炎症反应，可有效预防PEP的发生。2014年欧洲消化内镜协会推荐ERCP患者常规使用100mg NSAID纳肛预防PEP。多项Meta研究显示吲哚美辛能明显降低非选择性ERCP患者术后PEP发生率。

（四）操作预防

由于刺激和损伤乳头使胰管开口阻塞而影响胰液的排泄顺畅是PEP发生的主要机制，故减少操作时对乳头的刺激和损伤的程度是减少PEP最为关键的措施。临床经验也证明，操作者技巧的熟练程度与胰腺炎的发生率直接相关，顺利的EST的PEP发生率比不顺利的ERCP要低许多。然而，娴熟的技巧毕竟需要长期的磨砺，但在刚开始从事此项工作的时候，就要求我们在这方面需加强自己的防范意识。

1.尽可能避免胰管插管、胰管造影 选择乳头开口左上方并与胆总管保持轴向位，这是获得选择性胆管插管成功的关键。由于胆管与十二指肠的角度个体差异较大，有时需要操作者耐心地通过调整刀弓的弯曲度，使导丝顺应胆管的方向。绝大多数患者通过这一方法都能顺利完成插管。如果强行乱插，盲目造影，乳头损伤只会加大，插管只会更加困难。若有临床需要胰管造影者，更需操作者灵巧使用导丝，争取插管一次成功，造影剂只需显示主胰管即可，切不可随意显示胰管。选择性的胆胰管插管有时并非受我们的主观意愿控制，这就要求我们必须持有耐心和更加细巧的动作。如果导管或导丝反复进入胰管，可先让导丝占据胰管，根据导丝走向改变插管的角度，进入胆管的速度会加快，胰管的损伤自然会减轻。

2.预切开方法的选择和技巧 由于有乳头狭窄和胰胆管汇合变异等因素的存在，总有极少数的患者，难以用标准的插管方法完成。操作者应对是否继续操作或改用其他方法及早做出决定，因为对难度较大的患者继续操作虽有成功的可能，但也存在不成功反而损伤加大的后果。当我们在改用其他方法很快取得成功的时候，可能会后悔为什么不早一点变换方法。其实完全不必责难自己，因为我们不可能预测到各个患者做ERCP插管的难度，例如有时看到有的似乎很好插的乳头结果却并不顺利，反之则可能顺利插入。我们只有在插管的过程中去逐渐感知、体会它的难度，才能有效地在改变方法之前再做出利弊的权衡。

预切开的方法有多种，进行预切开虽然可以提高部分难度较高ERCP的成功率，但它同样存在一定的盲目性和创伤性。我们不可能对预切开的方法做出排列选择。

这不仅是因为每个医师对它的认识、掌握程度不同，更是因为不知道这种方法是否适合这个患者。我们只能说对于乳头较为膨隆、MRCP 术前提示胆管末端无狭窄的患者，采用针形刀开窗的成功率较高，且并发 PEP 的可能性极小。但针形刀止血差，如果患者乳头层次厚加上出血量大，就会给寻找胆管带来困难，甚至被迫中止操作。部分极易进入胰管的预切开可能要通过导丝进入胰管，先将胆胰汇合的共同通道切开，而后再探寻胆管，继之将胆管做扩大切开。这种情况在术后最好放置一根鼻胰管，避免胰腺炎的发生，或减轻可能发生的胰腺炎的程度。

在使用高频电的过程中，一定要把握通电时间，一旦通电时间过长，局部聚热过多并向四周扩散，势必会伤及组织，发生水肿，或局部的痉挛。此外，文献中较少提及治疗附件对 PEP 的影响，我们看到有时在牵拉结石，尤其是在牵拉嵌顿的结石时，用力过猛也会加重乳头的损伤。乳头切开后形态常常变形，加之表面有血块覆盖，治疗附件进入都不能准确到位，难免会多次损伤胰管开口。因此，术中保持切面的视野清晰、防止动作粗暴和保证操作准确到位都是我们要时刻留意的。我们对术者水平的评价，可能不应过重地看他的成功率，而应看他每一个动作是否规范和仔细。

3. 术后胰管支架的放置　多项研究表明术后放置胰管内支架可降低 PEP 的发生率。这可能与胰管支架在 Oddi 括约肌处起到支撑作用，减轻各种原因导致的 Oddi 括约肌水肿或痉挛，通畅胆胰液的引流，解除胆胰管汇合区的暂时性梗阻的作用有关。我们的实践经验也证明，凡做胰腺开口切开后放置胰管内支架的患者很少出现严重的胰腺炎。说明了胰液通畅在胰腺炎发生的重要性。Meyerson 等专家发现支架组与对照组的 PEP 的发生率是 14% 与 34%，且支架组中的 PEP 患者均为轻型，而对照组中有 2 例为重症胰腺炎。Freeman 等专家也指出，做胰管切开者重症胰腺炎的发生率极低（1%）。

五、治疗

PEP 与其他原因的胰腺炎治疗并无不同，通常轻型胰腺炎能很快治愈。PEP 一旦发展成重型，治疗就极为困难，尤其是形成脓肿时。有人认为重症胰腺炎的死亡率与穿孔后的死亡率相同。在我们的经历中，曾有 3 例重症胰腺炎发生，最终形成胰周多发脓肿，后经穿刺引流而愈，从而避免了手术，缓解了医患矛盾。

六、典型病例

患者，女性，57岁。因"反复上腹痛30余年，再发2个月"入院。MRCP示胆总管中下段多发结石。行ERCP，因乳头狭窄标准插管失败，改针形刀开窗术并扩大切开，分次取石后置入鼻胆管引流。术后当晚患者出现上腹痛，胸闷、呼吸急促，血常规呈感染征象，血尿淀粉酶、血糖升高，腹部CT示胰腺肿大，周围多量渗出，考虑并发PEP。给予加强抗炎、抑酸、抑酶对症治疗1周后，复查CT示胰头周围及右下腹肠曲间有多量积液（图10-1）。术后10天起又出现频繁呕吐，明显腹胀，发热，右上腹扪及10cm×10cm包块。予以肠内营养并行胃肠减压，B超引导下做腹腔脓肿穿刺，抽出脓血性液。后改B超定位下行后腹膜脓肿穿刺冲洗，置管引流。术后3天体温下降但又复升，B超示脓腔缩小，但CT示引流管位置过浅，胰周、肝肾隐窝、肾周仍有多发脓肿（图10-2）。改在CT下对后腹膜脓肿做低位穿刺，并置入10Fr菊花头引流管，经持续1个半月引流冲洗，感染控制，体温降至正常，呕吐停止，右上腹包块明显缩小，CT示脓肿消失（图10-3），治愈出院，历时142天。

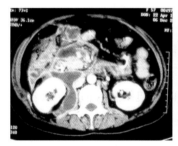 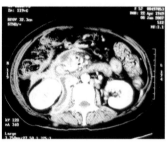 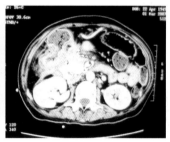

图10-1 CT示胰头周围及右下腹肠曲间有多量积液

图10-2 CT示引流管位置过浅，胰周、肝肾隐窝、肾周有多发脓肿

图10-3 CT示脓肿消失

参考文献：

［1］柏愚，李德峰，王树玲，等. 经内镜逆行胰胆管造影术围手术期用药专家共识意见［J］. 临床肝胆病杂志，2018，34（12）：2555-2562.

［2］KOCHAR B，AKSHINTALA V S，AFGHANI E，et al. Incidence, severity, and mortality of post-ERCP pancreatitis: a systematic review by using randomized, controlled trials［J］. Gastrointest Endosc，2015，81（1）：143-149.

［3］COTTON P B，LEHMAN G，VENNES J，et al. Endoscopic sphincterotomy complications and their management: an attempt at consensus［J］. Gastrointest

Endosc，1991，37（3）：383-393.

[4] FREEMAN M L. Adverse outcomes of ERCP［J］. Gastrointest Endosc，2002，56（6 Suppl）：S273-282.

[5] VANDERVOORT J，SOETIKNO R M， K THAM T C，et al. Risk factors for complications after performance of ERCP［J］. Gastrointest Endosc，2002，56（5）：652-656.

[6] TESTONI PA，BAGNOLO F，ANDRIULLI A，et al. Octreotide 24-h prophylaxis in patients at high risk for post-ERCP pancreatitis: results of a multicenter, randomized, controlled trial［J］. Aliment Pharmacol Ther，2001，15（7）：965-972.

[7] ANDRIULLI A，CLEMENTE R，SOLMI L，et al. Gabexate or somatostatin administration before ERCP in patients at high risk for post-ERCP pancreatitis: a multicenter, placebo-controlled, randomized clinical trial［J］. Gastrointest Endosc，2002，56（4）：488-495.

[8] 李兆申，张文俊，潘雷，等. 奥曲肽预防ERCP术后胰腺炎及高淀粉酶血症的多中心随机对照临床研究［J］. 中华消化内镜杂志，2004，21（5）：301-305.

[9] DUMONCEAU J M，ANDRIULLI A，ELMUNZER B J，et al. Prophylaxis of post-ERCP pancreatitis: European Society of Gastrointestinal Endoscopy (ESGE) Guideline-updated June 2014［J］. Endoscopy，2014，46（9）：799-815.

（金杭斌）

第十一节

穿 孔

尽管ERCP的操作技术日趋成熟，临床开展的数量逐年增加，但ERCP术后并发症的总体发生率并没有明显下降。在ERCP术常见并发症中，以穿孔后病情发展最为迅速，病情最为复杂，延误诊治常常危及患者生命。因此，如何尽早发现穿孔、如何正确地评估病情、如何选择恰当的治疗方案是临床关注的重要问题。

ERCP可以导致三种类型的穿孔：①十二指肠乳头区域穿孔，常见于内镜下乳头括约肌切开术（EST）引起的十二指肠后壁穿孔，导丝、网篮或其他治疗附件所致的穿透性穿孔；②非十二指肠乳头区域穿孔，常见于内镜所致的食管、胃、十二指肠（远离乳头）的穿孔；③胆道支架相关的穿孔。临床上根据穿孔类型、胆胰液渗出的严重程度及临床表现不同，采取不同的治疗方法。

一、十二指肠乳头区域穿孔

EST引起穿孔的发生率文献报道不一，大致在0.5%～2.0%，病死率在16%～18%。回顾杭州市第一人民医院消化科10年内行胆管括约肌切开的10209例患者，有18例出现穿孔，发生率为0.18%，其中6例手术，2例死亡。此外，文献报道在EST后进行常规CT检查，结果发现有10%的患者在十二指肠周围或后腹膜腔有少量的气体聚积，因此，还可能存在一些我们没有意识到的无症状的微小穿孔。

治疗附件（导丝、网篮、扩张管等）能够穿过胆管和胰管系统的壁或是新切开括约肌边缘的区域，导致"穿透"性的穿孔。坚硬的导丝可能更危险，使用"柔滑的"的亲水导丝相对安全，这与它们更容易找到并通过腔隙有关。在一些困难病例用力插管时，尤其是由肿瘤造成胆管扭曲，乳头部位肿瘤堵塞乳头或其他原因造成管道急剧偏离时，容易发生治疗附件的穿透性穿孔。也有称导丝穿透肝包膜致包膜下血肿，血肿破裂导致大出血的报道。

（一）危险因素

EST穿孔的危险因素包括：①患者因素有毕Ⅱ式胃大部切除术后、Oddi括约肌功能障碍（SOD）、小乳头、胆管下端狭窄等；②操作者因素有针状刀作预切开、壁内注射造影剂、胆管狭窄扩张、重复的胆道括约肌切开或大切开、切开方向偏离（在1点钟到2点钟以下的位置进行切开）、操作时间过长或新手操作等。此外，助手的配合也相当重要，切开时不可拉弓过满，切开间隙时要及时放松刀弓。还有一种少见的穿孔原因是弓形刀插入过深，拉紧后导丝未与组织形成一斜角，而是插入的刀丝与胆总管末段内壁贴平，一旦放电即将胆管内壁切开过大而穿孔。

采用针状刀做预切开，乳头部有结石嵌顿时通常是安全的，因为有下方结石的"衬垫"作用不会贯穿胆管壁，但在其他情况下应用时，尤其小乳头或用于疑似SOD的患者，预切开是比较危险的，预切开后穿孔的发生率高达5%，而且往往因适应证不十分符合而引起医疗纠纷。疑似SOD的患者易发生穿孔，主要是由于胆道管径较小。当然在有严格的适应证和专家手中，括约肌预切开是相对安全和有效的。

近年来，越来越多的内镜操作者采用柱状大气囊扩张十二指肠乳头及胆管下段来取石，这样使原本需碎石才能取出的胆管大结石，能够比较容易地经扩张后的乳头取出，但应注意，如果选择气囊直径过大或者过快扩张气囊会使十二指肠乳头括约肌及胆管下端撕裂导致穿孔。

（二）诊断

十二指肠乳头区域穿孔的及早发现十分重要。后腹膜穿孔一旦发生，气体和胆胰液向后腹膜腔大量渗漏积聚并继发感染，病情会因大量的体液丢失和感染扩散而急骤加重。手术处理十分复杂和困难且效果也并不理想，手术后的死亡率可增至30%，故临床应特别关注后腹膜穿孔这一严重的并发症。

术中应高度警惕患者的不适反应并观察腹部X射线表现。穿孔后大多患者会因出现腹痛而躁动不安，X射线透视检查发现右肾和肝脏下缘的气体，与术前的腹部平片进行对比会更加明显（图11-1）。此外，当胆道或十二指肠外出现云雾状造影剂（图11-2），或在肝肾间隙出现透亮气体时也表明已发生穿孔（图11-3），有时十二指肠外造影剂难以与十二指肠内的造影剂分辨，可根据充气或吸引时造影剂结构是否发生变化来鉴别（十二指肠外的造影剂不发生变化，而十二指肠内的造影剂是会发生改变的）。

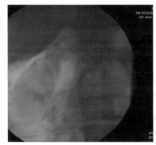 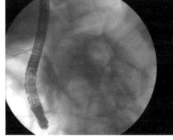 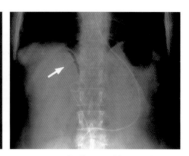

图11-1 X射线透视见肾影　　图11-2 X射线见造影剂外渗呈云　　图11-3 X射线见肝肾间隙出现透
　　　　　　　　　　　　　　　　　　　雾状　　　　　　　　　　　　　　亮气体

　　临床上也有不少患者由于术中处于麻醉状态，掩盖了腹痛症状，而在术后患者告知剑突下疼痛时才怀疑穿孔，回顾术中X射线片时已有穿孔表现。对无明显X射线穿孔表现时要与急性胰腺炎相鉴别，后者更为常见。术后立即出现疼痛时要考虑穿孔，胰腺炎通常在术后4～12小时内发生。此外，症状比预期的严重或伴有肌卫和心动过速时也要考虑穿孔。穿孔数小时后少数患者会出现皮下气肿、纵隔气肿或气胸，白细胞计数通常很快升高。发现血清淀粉酶仅轻度升高而腹痛剧烈时，要高度怀疑穿孔。

　　腹部X射线片可以提示十二指肠后的气体，现公认CT是确定有无穿孔的最好方法，并能与急性胰腺炎做出鉴别，十二指肠后方和右肾周围的积液积气是穿孔的特有表现（图11-4），强烈推荐ERCP术后出现较严重腹部症状尤其伴有后腰背部胀痛患者都应尽早做腹部CT检查以及时明确诊断。

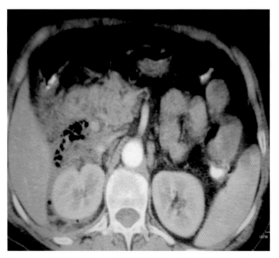

图11-4 CT显示十二指肠后方和右肾周围的积气积液

（三）预防

1. 严格掌握适应证　对适应证不强的患者慎行EST，先通过MRCP或超声内镜（EUS）等检查明确诊断，判断有无括约肌切开的必要，只有在必须治疗时才考虑做括约肌切开。

2. 控制切开的方向和长度　EST时尽量减少高风险操作的使用，例如过度的切开、偏离方向的切开、原有括约肌切开的延长和预切开等等。在操作过程中，如果由于乳头的形态变异，位置调整困难，肠蠕动过频或视野不清等影响对切开长度和方向的控制，应做适当的调整和处理，必要时停止操作是理智的。

3. 慎用针形刀开窗术　我们体会应用针形刀做预切开时应掌握好进针深度，逐层剖开乳头黏膜层、肌层，看到白色的胆管括约肌后再行插管，成功率较高也比较安全。而用针形刀行开窗术则比较危险，可能与开窗术难以判断进针的深度有关，容易贯穿十二指肠乳头。

4. 避免使用暴力操作导丝、网篮等治疗附件　选择性胆管或胰管插管时避免使用暴力插管，防止导丝穿透性穿孔。网篮取石时将网篮插入胆管时应看清乳头开口，如果开口处有胆泥或血凝块附着影响判断开口时应先用生理盐水冲洗后操作，避免因视野不清将网篮从乳头开口附近穿出导致穿孔。助手张开网篮时遇到阻力应及时终止，避免用力张开网篮导致胆管壁内穿孔。插入附件或置入支架时应和助手配合保持导丝不动，防止导丝插入过深，患者有疼痛反应时应及时X射线透视观察导丝位置。

柱状气囊扩张＋取石

5. 柱状气囊扩张　应根据胆管下端的直径选择适当直径的柱状气囊，扩张时应缓慢加压，助手一边加压一边报压力值，在X射线监视下逐步缓慢地加压，逐渐扩张（图11-5）。

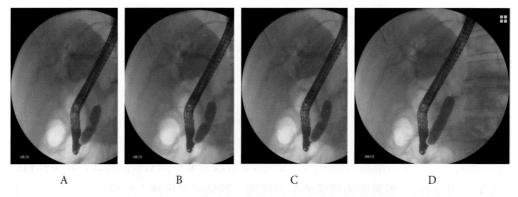

| A | B | C | D |

图11-5　X射线透视下柱状气囊缓慢逐级扩张

6. 术后放置鼻胆管引流（ENBD）　虽不能说放鼻胆管可预防穿孔，但有大宗的资料表明，有了鼻胆管引流，即使发生穿孔亦可大大减少发生严重的后腹腔感染的概率。对于CT提示后腹腔少量积气，无明显积渗液、感染不重，考虑导丝所致的小穿孔的患者，不必急于外科手术，绝大部分能通过ENBD将胆汁完全引出体外后自行愈合。

（四）处理

ERCP并发穿孔是危及生命的事件，提高对其的认识和有效地处置是十分重要的。发生穿孔后应立即予以胃肠减压、禁食、抑酸、生长抑素抑制胆胰液分泌、抗炎、补充足够的液体和营养支持等对症支持治疗。如在术中发现穿孔，应放置胆道支架或鼻胆管引流以减少胆汁、胰液向后腹膜的渗出。但如术后发现穿孔，是否应再次进入内镜，放置鼻胆引流管尚无统一意见，也有担心再次操作会使病情更为严重，使小穿孔变成大穿孔。我们的实践体会是在穿孔后应积极再次内镜检查，一方面找到穿孔点，尽量用金属夹夹闭穿孔口，另一方面放置鼻胆管引流，对插管不能成功者则行PTCD引流胆汁，尽量减少胆汁胰液对后腹膜的刺激腐蚀作用。

1. 穿孔口的处理　多数外科医师提倡穿孔后立即手术修补。但是外科探查经常找不到穿孔的部位，而通过放置腹膜后的引流管来结束手术。我们的经验体会是如能早期发现、早期诊断并给予早期处理，大部分穿孔保守治疗是有效的，外科手术通常是非必须的。大多数穿孔患者已没有或仅很少疾病遗留（例如残留结石已清除或仅有括约肌功能障碍），除了穿孔本身没有更多的手术适应证。而近年来，已有较多报道内镜下应用金属夹可以成功闭合穿孔，我们有5例患者通过金属夹夹闭穿孔后保守治疗成功，免于手术之苦。因此，我们建议发现穿孔后应首先尽量通过内镜寻找穿孔口，通过内镜下金属夹等封闭术代替外科手术修补。

2. 胆汁、胰液等消化液的引流　外科手术常采用胆管切开加T管引流或胃肠造瘘，但创伤大，恢复慢。通过内镜下放置鼻胆管引流或PTCD同样能达到引流胆胰液的目的。建议术中发现或怀疑穿孔时应常规放置鼻胆管引流，若术后诊断穿孔，也应争取再次ERCP放置鼻胆管。

3. 后腹膜感染的引流　穿孔后造成后腹膜渗液，继发感染、败血症、感染性休克是穿孔的主要死亡原因。因此，正确处理后腹膜渗液继发感染是保守治疗成功的首要条件，给予足量的营养支持，合理的抗生素应用，充分、彻底地引流是关键所在。我们体会根据渗液性状的不同，分为3个阶段采取不同的引流方式，在穿孔初期（通常一周左右），积液常为较稀薄的胆胰液、肠液或渗出液，此时可在B超或CT引导下置入直径7～8.5Fr的双头导管引流，过粗会损伤或压迫周围脏器；在中期（通常 2 周左右）渗液变黏稠，脓腔有分割，宜采用双腔或多根引流管引流；到后期（2 周后）坏死组织液化成较黏稠的脓性物，易阻塞导管，则需及时更换粗径大孔的双套管引流管（图 11-6），宜采用双套管从侧腹壁进入脓腔，一根导管持续注入生理盐水冲洗，另一根导管持续负压吸引。当然，细节决定成败，对引流管置入的

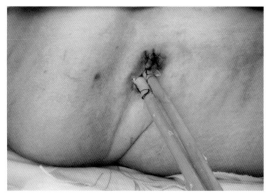

图 11-6 双套管引流

时机、引流管规格的选择，负压吸引的压力和冲洗液速度的调节，特别是对引流管的更换和深浅位置的调整，都需要根据对引流液性质、流量和效果进行严密观察后做出必要的调整。

绝大部分穿孔经引流后可自行闭合，对未能闭合者可经内镜下堵瘘术封闭。我们曾报道两例采用内镜下注射纤维蛋白胶和水压堵的方法使瘘管在 1 周和 11 天内愈合，避免了创伤更大的手术治疗。

二、非十二指肠乳头区域穿孔（内镜导致的穿孔）

与 EST 和治疗附件导致穿孔相比，内镜引起的穿孔发生率不甚清楚，但应当是十分低的。内镜穿孔如得到及时手术或内镜修补，预后一般良好，但在延误诊断的情况下会出现严重的不良后果。由于大量渗液积聚腹腔并继发感染，出现脓毒败血症，多脏器功能衰竭，手术的效果也不理想，死亡率高达 8%～30%。

（一）危险因素

内镜引起的穿孔可以发生在内镜经过的任何地方。十二指肠镜侧视的特点会使咽喉部有憩室的老年患者发生穿孔的危险性增加。在缺乏病症的情况下很难接受发生在食管或胃的内镜穿孔，但是也偶有此类事件的报道，尤其容易发生在没有内镜操作经验的培训生身上。十二指肠上角是穿孔的常见部位，因为此处弯角最大。凡有右上腹的多次手术史，特别是有菌手术史，严重的肠外粘连性索带使十二指肠扭曲变窄，加之十二指肠镜为侧视镜，难以看清肠腔的前方，若作滑行稍有不慎即可撕裂或捅破肠壁造成穿孔。也有是由于十二指肠本身肠腔内有新生物生长或壶腹部恶性肿瘤侵犯十二指肠，肿瘤组织脆嫩，加之积有血凝块和污秽物，使之肠腔不能

满意扩开，稍一用力推进即可使脆嫩的组织破损而穿孔。有时十二指肠内残留食物过多，造成视野不清方向不明，也易发生穿孔。少数情况下误将十二指肠巨大憩室当作肠腔；取石困难，用力推进内镜时，扭曲的内镜也会导致十二指肠的穿孔（图11-7，图11-8）。

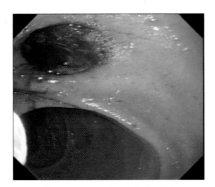

图 11-7 十二指肠降部穿孔

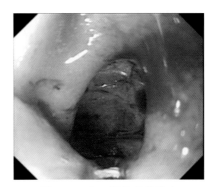

图 11-8 十二指肠球部穿孔

毕Ⅱ式胃大部切除术后和一些复杂的短路手术患者是发生输入襻空肠穿孔的高危因素。有报道称发生率高达6%，甚至可达20%。不论是结肠前或结肠后的吻合，输入襻都有扭曲成角，很多患者输入襻的长度实际上都超过20cm。过长的输入襻在进镜时极易成襻，加之积气过多，成襻的输入袢空肠由于张力过大会造成裂开穿孔，但最多见的还是在成角过锐的Treitz韧带附近处发生穿孔。穿孔通常发生于过度屈镜结襻取直镜身时，而由内镜端部穿透造成的穿孔较少。通过谨慎的内镜操作可以避免穿孔，尤其是对一些有狭窄病变而进行改道手术的患者。由于存在较高的难度和显著的危险性，有专家建议所有的毕Ⅱ式术后患者和一些进行复杂操作的患者都要到三级内镜中心处理。但由于十二指肠镜侧视，即使内镜操作娴熟的医生也可能会发生输入襻的穿孔（图11-9）。

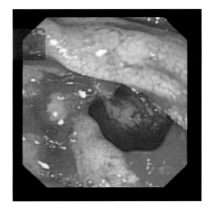

图11-9 毕Ⅱ式胃大部切除术后输入襻穿孔

（二）诊断

内镜导致的穿孔一般不难诊断，在操作过程中，如内镜下见到大网膜等腹腔内结构（图11-10），说明已发生内镜穿孔，此时X射线摄片会显示腹腔内或纵隔有气体影（图11-11），或出现明显的肾脏影。

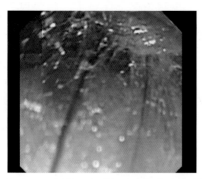

图 11-10   内镜下见到大网膜等腹腔内结构

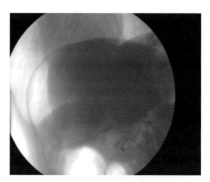

图 11-11   膈下游离气体

（三）预防

1. 进镜时应严格按照循腔进镜的原则，动作要轻柔，尤其有胆囊切除术等腹部手术史患者，因肠腔粘连扭曲容易发生穿孔。

2. 在网篮取石困难时，避免使用暴力，保持内镜与胆道轴向位，避免过度推进内镜压迫十二指肠侧壁致穿孔。

3. 毕Ⅱ式胃大部切除患者采用胃镜行ERCP能够很好地回避这一风险，但因为没有抬举器，插管及治疗过程较十二指肠镜会显得困难一些。

（四）处理

以往内镜穿孔通常需要外科干预，请求外科会诊是必要的。但近年来由于应用金属夹技术的不断提高，内镜穿孔的病例可以通过内镜下金属夹直接夹闭或联合尼龙绳荷包缝合，因此一旦发现穿孔后，应首先尝试通过内镜下修补术来补救处理。我们18例穿孔中，有4例是通过金属夹夹闭十二指肠降部的穿孔，避免了手术。最近，我们采用放置带膜金属内支架成功治愈1例十二指肠球部穿孔的病例，提示我们应尽量选择内镜微创的方法来补救一些因内镜导致的并发症，这样创伤小，患者容易接受，可避免一些不必要的医疗纠纷。

三、与胆道支架相关的穿孔

国内外有文献报道支架可以从胆管滑出造成十二指肠、小肠或大肠穿破和穿孔，几乎所有病例都发生于10 Fr的直型支架。放置支架时如支架没有完全越过狭窄段就容易发生滑脱，支架过长则容易抵住对侧肠壁造成穿孔（图11-12）。那些从胆管滑出穿透对侧十二指肠肠壁的支架，绝大部分通过内镜拔除后金属夹夹闭处理，少部分则需要外科干预。支架相关并发症的防治我们在专门章节中介绍。

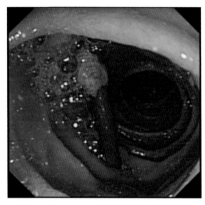

图11-12 支架移位致对侧肠壁穿孔

四、典型病例

（一）病例1

患者，男性，50岁。因"上腹痛3天"入院。入院体检：T 36.7℃，P 70次/分，BP 130/90mmHg，精神可，皮肤巩膜无黄染，浅表淋巴结未及肿大，双肺呼吸音清，心律齐，未闻及病理性杂音。腹平软，腹壁未见静脉曲张，未见胃肠型和蠕动波，中上腹及右上腹压痛，无反跳痛及肌卫，肝脾肋下未及，肝区叩击痛阴性，墨菲征（±），全腹未及明显包块，移动性浊音阴性，肠鸣音4次/分，双肾区叩痛阴性。辅助检查：上腹部B超提示胆囊炎，胆囊结石。血生化检查：γ-谷氨酰转肽酶（γ-GT）88U/L，碱性磷酸酶（alkaline phosphatase，AKP）3115U/L，总胆红素（total bilirubin，TBil）56.8mmol/L，直接胆红素（direct bilirubin，DBil）34.9 mmol/L。于9月20日下午行经ERCP，见十二指肠乳头开口狭窄，插管困难，做开窗术后插管成功，再做EST，取出泥沙样结石，准备放置鼻胆管引流。在放置中，患者突然出现喉头痉挛、窒息，面色发绀。立即停止操作，推镜，翻身，清除呼吸道分泌物。约1分钟后恢复自主呼吸，神志清，面色恢复红润，返回病房。半小时后出现颈部、面颊部皮下气肿，触诊捻发音。床边胸片提示膈下少量气体，纵隔、颈部少量积气。考虑ERCP术后贲门、胃底损伤穿孔。经全院讨论，于当晚行剖胸、剖腹探查。术中反复探查，并胃镜检查，未见食管、胃、十二指肠穿孔。术后经重症监护、抗炎、补液等对症治疗，治愈出院，共住院165天。

穿孔案例一

（二）病例2

患者，女性，59岁。因"上腹部疼痛1天"入院。入院体检：

穿孔案例二

T 37.7℃，P 86次/分，BP128/70mmHg，精神可，皮肤巩膜无黄染，浅表淋巴结未及肿大，双肺呼吸音清，心律齐，未闻及病理性杂音。腹平软，上腹部压痛（＋），无反跳痛及肌卫，肝脾肋下未及，墨菲征（±），全腹未及明显包块，移动性浊音阴性，双肾区叩痛阴性。辅助检查：B超提示胆囊肿大，胆囊结石伴胆泥淤积，胆总管上段扩张。12月6日行ERCP，术中见乳头椭圆形，开口绒毛状，插管困难，前切开未成功，再行针形刀开窗术剖开乳头，胆管插管成功，造影示胆总管扩张，扩大切开后用气囊清扫胆管，有少

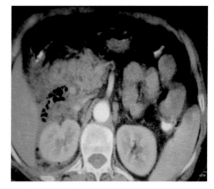

图11-13　上腹部CT检查提示：胰头周围及右肾脂肪囊内结构模糊，见条絮状渗出密度影及多发泡状气体密度影

许泥沙样结石，再行ENBD。术后诊断：十二指肠乳头良性狭窄，胆总管泥沙样结石。术后患者无腹痛、腹胀，无恶心、呕吐，无发热。术后监测血、尿淀粉酶3天均正常，予以半流质饮食。12月13日（术后7天）常规上腹部CT检查提示：胰头周围及右肾脂肪囊内结构模糊，见条絮状渗出密度影及多发泡状气体密度影（图11-13）。考虑后腹膜穿孔，但患者无不适主诉，腹部无压痛、反跳痛。当晚出现畏寒发热1次，予以泰能等抗炎对症治疗好转。经内科保守治疗治愈出院。

（三）病例3

患者，男性，75岁。因"右上腹痛3天"收住当地医院。入院诊断为胆总管结石，行ERCP＋NKF＋EST＋取石＋ENBD术。手术顺利，取出结石。术后当晚出现上腹痛加剧，高热，体温39.2℃。上腹部CT提示胰头区周围积气，怀疑穿孔可能（图11-14）。术后第3天转入我科，予以泰能抗炎、抑酸、营养支持等对症治疗。腹痛消失、体温减退正常1周出院。共住院17天。出院后仍间断有发热，在当地医院抗炎治疗，2个月后出现高热，当地医院CT提示盆腔脓肿。给予经皮穿刺置管引流、抗炎治疗，效果不佳。10月9日再次转入我科，经4次经皮穿刺置管引流，调整引流管位置，抗炎等治疗。脓腔消失，体温正常出院，共住院75天。

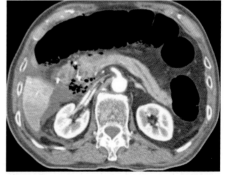

图11-14　上腹部CT提示胰头区周围积气，怀疑穿孔可能

（四）病例4

患者，女性，71岁。因"反复上腹痛3年，再发伴畏寒发热3天"入院，既往有高血压、冠心病病史。入院查体：神志清，精神软，巩膜中度黄染，双肺呼吸音清，心律齐，未闻及杂音；腹平软，肝脾肋下未触及，上腹压痛明显，无反跳痛，无肌紧张，肝浊音区存在，移动性浊音阴性；双下肢无水肿。血常规检查：白细胞计数 16.9×10^9/L，中性粒细胞比例86.5%，血红蛋白115g/L，血小板计数（PLT）：110.8×10^9/L；急诊生化检查：丙氨酸氨基转移酶（alanine aminotransferase，ALT）167U/L，天门冬氨酸氨基转移酶（aspartate aminotransferase，AST）178U/L，AKP 358U/L，γ-GT 674U/L，TBIL 125.3mmol/L，ALB 32.4g/L；急诊B超提示胆总管多发结石伴肝内外肝管扩张。急诊行ERCP术，见憩室旁乳头（图11-15），选择胆总管插管成功后造影见胆总管内多发充满性巨大结石（图11-16），做乳头小切

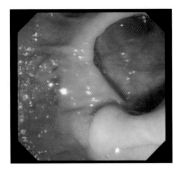

图11-15　憩室旁乳头

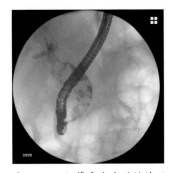

图11-16　胆管多发充满性结石

开＋柱状大气囊扩张（图11-17），网篮取出部分结石（图11-18）。因结石过多过大加上患者情况较差，不适宜长时间操作，因此置入鼻胆管引流，择日再次ERCP取石。术后予抗炎、抑酸、补液对症治疗。

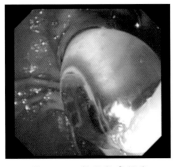

图11-17　柱状气囊扩张

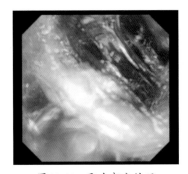

图11-18　取出部分结石

3天后患者上腹痛症状减轻，精神好转，体温正常，再次ERCP取石。网篮套取结石后右旋镜身送十二指肠镜，发现十二指肠侧壁穿孔（图11-19），即采用金属夹夹闭穿孔口（图11-20），术后CT见腹腔大量积气，无明显渗液（图11-21），1周后内镜复查穿孔口闭合良好（图11-22），复查CT见腹腔积气基本吸收（图11-23），住

院15天出院，2个月后复查内镜见穿孔处愈合良好，瘢痕形成（图11-24，箭头所示）。

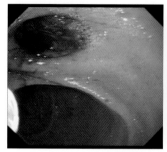
图11-19 十二指肠降部

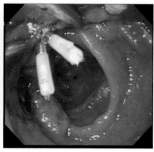
图11-20 术中当即用金属夹夹闭穿孔口

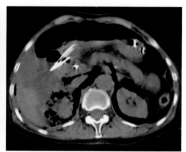
图11-21 术后CT见腹腔大量积气，无明显渗液

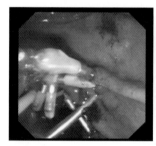
图11-22 1周后内镜复查

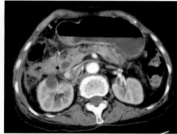
图11-23 复查CT见腹腔积气基本吸收

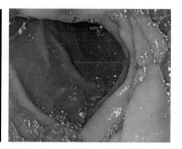
图11-24 2个月后复查内镜见穿孔处愈合良好，瘢痕形成

（五）病例5

患者，男性，55岁。因"反复上腹痛1天"入院。入院查体：神志清，精神可，巩膜无黄染，双肺呼吸音清，心律齐，未闻及杂音；腹平软，肝脾肋下未触及，上腹压痛明显，无反跳痛，无肌紧张，肝浊音区存在，移动性浊音阴性；双下肢无水肿。血常规检查：白细胞计数10.9×10^9/L，中性粒细胞比例89.5%，血红蛋白125g/L，PLT 213.8×10^9/L；生化检查：ALT 107U/L，AST 126U/L，AKP 256U/L，γ-GT 475U/L，TBIL 85.3mmol/L，ALB 45.4g/L；MRCP提示胆总管多发结石。行ERCP术，选择胆管插管成功，造影见胆总管多发结石（图11-25），做乳头切开，网篮反复多次取石，取出较多黄色结石，手术顺利。患者送回病房后10分钟主诉明显腹胀腹痛，急查腹部平片见膈下游离气体，考虑胃肠道穿孔（图11-26）。紧急将患者送回ERCP室，再次插入十二指肠镜，于乳头切开左侧旁见一小穿孔口（图11-27），予以金属夹夹闭，放置鼻胆管引流。术后患者腹痛腹胀消失，无发热，5天后复查CT提示腹腔积气吸收，腹腔内无明显渗液，1周后患者出院。

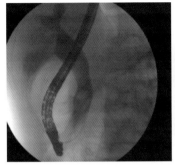
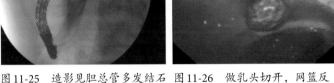
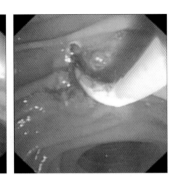

图 11-25　造影见胆总管多发结石　　图 11-26　做乳头切开，网篮反　　图 11-27　乳头切开左侧旁见
　　　　　　　　　　　　　　　　　　　　　　　复多次取石　　　　　　　　　　　　　一小穿孔口

（六）病例6

患者，女性，86岁。因"反复上腹痛2天"入院。既往有高血压、房颤、脑梗死病史，近半年体重下降5kg。入院查体：消瘦貌，贫血貌，神志清，精神较差，巩膜无黄染，双肺呼吸音清，心律不齐，房颤律；舟状腹，肝脾肋下未触及，上腹轻压痛，无反跳痛，无肌紧张，肝浊音区存在，移动性浊音阴性；双下肢无水肿。血常规检查：白细胞计数$8.9×10^9$/L，中性粒细胞比例82.4%，血红蛋白72g/L，PLT $113.5×10^9$/L；生化检查：ALT 63U/L，AST 68U/L，AKP 158U/L，γ-GT 276U/L，TBIL 69.3mmol/L，DBIL 46.9mmol/L，ALB 35.8g/L；MRCP提示胆总管多发结石。择日行ERCP术，进镜后于胃窦处见一深凹溃疡，怀疑胃癌，与家属沟通后先行ERCP取石术。十二指肠镜进幽门稍有阻力，进镜后于十二指肠球部发现后腹膜组织，提示十二指肠镜穿孔（图11-28）。尝试用金属钛夹夹闭穿孔口，由于球部肠腔狭小，穿孔口径过大，金属夹无法夹闭。与家属沟通建议外科手术修补，家属考虑患者高龄拒绝手术治疗。思考再三，置入十二指肠全覆膜金属支架封堵穿孔口（图11-29），并置入小肠营养管，X射线透视支架位置良好（图11-30）。术后患者无腹痛腹胀，无发热，腹部平软，无压痛。随访2年，患者死于胃癌全身转移。

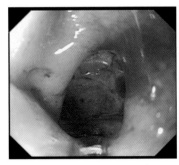
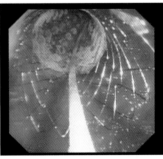
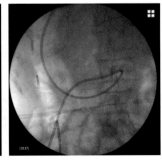

图 11-28　十二指肠球部穿孔　　　图 11-29　置入十二指肠全覆膜　　图 11-30　支架位置良好
　　　　　　　　　　　　　　　　　　　　　　　金属支架

五、讨论

避免不必要的 ERCP 术是减少 ERCP 并发症发生最有效的方法。Cotton 曾提出"最不能从 ERCP 中获益者，最容易发生并发症"。在 ERCP 指征不明显时使用针状刀切开术（NKF）风险更大，并发症发生率较高，尤其容易穿孔。NKF 通常认为是在标准 EST 或者预切开失败的情况下才采取的办法。因为 NKF 是不经正常的生理通道，重新与胆道建立一个新的通道而完成各种内镜治疗的方法，且由于需采用针形刀的患者其胆道大多有变异，加之 NKF 本身具有一定的盲目性和特殊的危险性，故对 NKF 的选择必须慎之又慎。单纯为诊断性 ERCP 冒险做 NKF 可能并不值得，只有在需做治疗时才考虑使用。病例 1 ~ 3 患者在 ERCP 检查前 MRCP 示胆管扩张不明显，肝功能提示胆道梗阻的指标也不明显，ERCP 指征不强。在插管过程中出现困难，胆管下段不扩张，乳头不饱满，均采用了 NKF，术后并发穿孔。故对于 ERCP 治疗不明确的，在插管的过程中出现困难，不要强行操作，可改日再做。如果在长时间插管后乳头已经明显水肿，最佳的办法是可以采用短鼻的切开刀逐层剖开寻找胆管开口，选用 NKF 要特别慎重。

ERCP 术后出现腹腔积气，而无明显消化道穿孔的症状和体征，可能是由于切开后有小的穿孔，肠腔气体从黏膜下间隙漏入腹腔和纵隔。ERCP 并发穿孔主要在后腹膜，但病例 1 术后出现了膈下游离气体和皮下气肿，从剖腹的结果来看患者没有消化道穿孔，术中未做任何的处理，术后恢复良好。近年来国内也有纵隔气肿和皮下气肿的报告，但气体的漏出途径目前还没有明确的报道。ERCP 只有乳头切开的创面，有可能气体是从切开的小穿孔漏入腹腔和纵隔。如果患者术后无明显消化道穿孔的症状和体征，应严密观察病情，不应草率剖腹手术。我们在这例患者后又有 1 例纵隔气肿和皮下气肿的病例，采取保守治疗，观察 24 小时后气体消失，避免了手术。

ERCP 术后并发症中最为严重的是后腹膜穿孔，死亡率高，主要是穿孔后大量胆汁进入后腹膜并发感染，形成后腹膜脓肿。近年来，围绕如何降低 ERCP 术后穿孔发生率进行了大量的研究。如尽量不做乳头的大切开和慎用针形刀，插管不要使用暴力，以及亲水导丝的应用，但仍然有难以预测的穿孔发生。由于乳头切开所致的穿孔点多数较小，如果仅仅是气体从后腹膜漏出，而无胆汁漏出，临床上一般症状较轻。有些是在做 CT 检查中发现，术中很难发现。病例 2 就是术后无腹痛症状仅仅在做 CT 中发现后腹膜有气体，由于有鼻胆管的放置，后腹膜无胆汁漏出，没有做特殊的处理，患者恢复较好。故对于 EST 术后放置 ENBD 非常重要，一是可以引流胆汁，二则可降低胆管压力，从而可以减少或避免胆液从小穿孔点向后腹膜漏出。单纯后腹膜有气体而临床无任何症状和体征，只需严密观察病情，不要惊慌，更不需要急于手术治疗。

如果 ERCP 术后腹痛明显，向腰背部放射，伴有发热，首先要判断是否出现后腹膜穿孔，CT检查是其首选的诊断方法。内科保守治疗措施包括禁食、静脉内营养、抗生素、提高血浆胶体渗透压（输血浆或蛋白）和鼻胆管引流。其中以将胆汁充分引流到十二指肠或体外最为重要。对形成后腹膜脓肿者待脓液充分液化后，在超声或CT引导下经皮穿刺引流脓液并反复冲洗脓腔，常可迅速控制感染的中毒症状。病例3 ERCP术后腹痛剧烈伴发热和白细胞明显升高，CT检查发现后腹膜的积气积液，采取上述治疗方法，治愈出院。故EST后如果临床症状和体征明显应及早CT检查，一旦有后腹膜穿孔应早期加强抗炎和引流等治疗，可使部分患者免于手术治疗。

　　ERCP穿孔早期发现、早期诊断、早期治疗对于预后至关重要，其中最为关键的是发现并修补穿孔处。因此，在操作过程中除了遵循"循腔进镜"，"不能使用暴力"等原则外，对X射线下"肾影"，内镜下见疏松网膜结构等ERCP并发穿孔的征象要了然于胸，以便在术中及时发现穿孔。对术后短时间内出现腹痛、腰背部疼痛患者，不要存在侥幸心理，及时尽早行腹部CT检查以发现问题。发现穿孔后首选采用内镜下金属夹等方法封闭穿孔，同时放置鼻胆管引流。病例4、病例6在术中发现穿孔，病例5在术后半小时发现穿孔，采用内镜下封闭技术和鼻胆管引流，均取得满意效果，避免了外科手术治疗。

参考文献：

［1］ZHU G, HU F, WANG C. Recent advances in prevention and management of endoscopic retrograde cholangiopancreatography-related duodenal perforation［J］. Wideochir Inne Tech Maloinwazyjne, 2021, 16（1）: 19-29.

［2］BOJANAPU S, MALANI R A, RAY S, et al. Duodenal Perforation: Outcomes after Surgical Management at a Tertiary Care Centre-A Retrospective Cross-Sectional Study［J］. Surg Res Pract, 2020: 8392716.

［3］WU L, LIU F, ZHANG N, et al. Endoscopic pancreaticobiliary drainage with overlength stents to prevent delayed perforation after endoscopic papillectomy: A pilot study［J］. World J Gastroenterol, 2020, 26（44）: 7036-7045.

［4］PARLAK E, KOKSAL A S, EMINLER A T, et al. Fully Covered Self-Expandable Metal Stens eliminate surgical repair requirement in both endoscopic sphincterotomy and precut sphincterotomy-related perforation (with video)［J］. Eur J Gastroenterol Hepatol, 2020, 32（5）: 557-562.

［5］PATIL N S, SOLANKI N, MISHRA P K, et al. ERCP-related perforation: an analysis of operative outcomes in a large series over 12 years［J］. Surg Endosc, 2020, 34（1）: 77-87.

［6］TAKANO S，FUKASAWA M，SHINDO H，et al. Risk factors for perforation during endoscopic retrograde cholangiopancreatography in post-reconstruction intestinal tract［J］. World J Clin Cases，2019，7（1）：10-18.

［7］TASHIMA T，NONAKA K，RYOZAWA S. Endoscopic omental patch using an over-the-scope clip for endoscopic retrograde cholangiopancreatography-related large duodenal perforation［J］. Dig Endosc，2018，30（4）：524.

［8］AFRIDI F，ROTUNDO L，FEURDEAN M，et al. Trends in Post-Therapeutic Endoscopic Retrograde Cholangiopancreatography Gastrointestinal Hemorrhage， Perforation and Mortality from 2000 to 2012: A Nationwide Study［J］. Digestion， 2019，100（2）：100-108.

［9］MCCARTHY C J，BUTROS S R，DAWSON S L，et al. Image-guided percutaneous management of duodenal perforation following endoscopic retrograde cholangiopancreatography (ERCP): assessment of efficacy and safety［J］. Clin Radiol， 2018，73（3）：319.e9-319.e15.

［10］STAPFER M，SELBY R R，STAIN S C，et al. Management of duodenal perforation after endoscopic retrograde cholangiopancreatography and sphincterotomy［J］. Ann Surg，2000，232（2）：191-198.

［11］WILLIAMS E J，TAYLOR S，FAIRCLOUGH P，et al. Risk factors for complication following ERCP; results of a large-scale, prospective multicenter study［J］. Endoscopy，2007，39（9）：793-801.

［12］MANES G，GIORGIO D P，REPICI A，et al. An analysis of the factors associated with the development of complications in patients undergoing precut sphincterotomy: a prospective, controlled, randomized, multicenter study［J］. Am J Gastroenterol， 2009，104（10）：2412-2417.

［13］张筱凤. 内镜下逆行胰胆管造影并发穿孔的诊断与治疗［J］. 中华消化内镜杂志，2011，28（10）：543-544.

［14］张啸，林秀英，王晖，等. 经内镜逆行胆胰管造影穿孔致后腹膜腔感染的介入治疗［J］. 中华消化内镜杂志，2011，28（2）：107-110.

［15］杨建锋，张啸，张筱凤. 内镜下逆行胰胆管造影并发十二指肠穿孔15例诊治分析［J］. 中华胃肠外科杂志，2012，15（7）：682-686.

（杨建锋）

第十二节

ERCP术后感染

一、概述

胆道感染一直以来被认为是ERCP的四大并发症之一。

这是由于早期ERCP主要运用于胆道疾病的诊断及胆总管结石的治疗，而胆管结石患者多伴有不同程度的感染，由于技术水平所限，取石成功率不甚理想，而又不能做到充分引流，因而胆道感染率较高。随着技术的发展、设备器材的更新，胆管取石技术方法变更后因残留结石或胆道引流不充分造成ERCP术后胆道感染明显减少，但相应地因各种原因置入胆道内支架后引起的胆道感染却在增加。值得关注的是，随着老龄化的迫近，胆道感染在老年合并其他多种疾病、肝移植患者中并不少见，甚至有可能疾病迅速进展至休克、意识模糊乃至死亡，需要引起足够重视。

二、流行病学

据不同文献报道ERCP术后胆管炎发生率在0.5% ～ 5.4%。

三、危险因素

（一）未能彻底清除胆管结石而形成通畅引流

如上所述，在 ERCP 发展的早年，由于技术和器材的限制，取石成功率低、碎石方法较少，胆道内常会有小结石或泥沙样结石残留而阻碍胆汁被充分引流，因此 ERCP 术后胆道感染率较高。随着技术的发展，新的取石方法层出不穷，碎石的手段也是日新月异，在大大增加取石成功率、减少碎石残留的概率，术后胆管炎概率随之降低。但同时也正因为技术的改进，原本因结石选择外科手术治疗的患者，也开始选择 ERCP 微创治疗，这也增加了手术难度，增加了 ERCP 术后胆道感染的风险。

（二）高位胆道梗阻

高位胆道梗阻主要原因在于高位胆管癌，即肝门部胆管癌引起的胆道梗阻。此类患者由于肿瘤已经侵犯肝总管，ERCP 引流常常只能引流其中的 1 ～ 2 分支，不能解除所存在的所有梗阻，引流欠通畅。且在 ERCP 手术过程中，胆道显示欠佳，会较大量地逆行注入造影剂，而狭窄的胆道容易形成单向阀门作用，不利于造影剂排出，也会增加术后胆管炎风险。

（三）未联合使用其他操作技术

尽管 ERCP 操作成功率较高，可达 90% 以上，但仍有一部分患者因种种原因导致胆管造影失败或胆管深插管失败而无法进行较理想的内镜治疗。如上述的肝门部胆管梗阻而行内镜下鼻胆管引流术（ENBD）及胆道内塑料支架置入术（ERBD）仅能引流肝内某段胆管，减黄效果不甚满意。在这种情况下，可采用内镜与 T 管或经皮肝穿刺胆道引流术（PTCD）联合操作技术，即 Rendezvous 技术，亦称内镜 – 放射联合操作技术（combined endoscopic-radiological rendezvous procedure），让患者获得较满意的内镜和放射双介入治疗。在这基础之上也减少了术后胆道感染的风险。

（四）术前黄疸

胆道梗阻黄疸较明显的患者，特别是胆管肿瘤、胰腺肿瘤在起病初期往往仅表现为无痛性的黄疸，这类患者体质弱、梗阻时间长，所以ERCP术后胆道感染的概率也大大增高。

（五）肝移植患者

肝移植患者较多使用免疫抑制性药物，对病菌的抵抗力较差，而且经过吻合的胆道较狭窄、转角大，引流欠充分，一旦细菌逆行进入胆道，难以及时排除导致胆道感染。

（六）经验较少的内镜中心

不可否认，施行ERCP的内镜中心的经验是否充足、ERCP操作是否规范、内镜洗消是否充分也影响术后胆道感染的概率。

四、临床表现

起病急骤，主要表现为剑突下或右上腹胀痛、顿痛，一般呈现持续性，逐渐转入持续性顶胀痛或绞痛，并有阵发性加重，可向腰背部及肩部放射，继而发生寒战和发热，热型多为弛张热，常常伴有恶心、呕吐。多数患者有黄疸，但黄疸的深浅与病情的严重性可能不一致。部分严重患者可能出现烦躁不安，意识障碍，中枢神经系统症状、休克等表现，这往往提示患者已发生败血症和感染性休克，是病情危重的一种表现。需要注意的是，有部分老年患者，因自身反应差，可能在起病初期不存在腹痛，仅表现为高热，继而直接出现精神症状以及休克表现，需要引起高度重视。

体格检查可有剑突右下方明显压痛，叩痛和反跳痛，上腹部肌张力增高，肝脏肿大，肝区叩击痛，有时可触及肿大的胆囊等。白细胞计数、中性粒细胞、C反应蛋白明显升高，血清胆红素和AKP值升高，常伴有ALT和GGT增高等肝功能异常表现；血培养、胆汁培养可有细菌生长，超声下可见胆总管扩张。

五、预防

（一）严格把握ERCP适应证

"最不能在ERCP中受益者，最容易发生并发症。"这是ERCP界的至理名言，严格把握适应证可以让很多患者避免因超范围的ERCP检查或治疗而承受胆道感染的痛苦。随着MRCP和超声内镜的发展，单纯诊断性的ERCP已经不作为胆管和胰管检查的首选。任何医生不得因技痒或社会原因而做ERCP。

（二）严格进行内镜和附件消毒、院感控制

在胆道梗阻的情况之下，胆道感染的概率大大增高，这也就意味着在ERCP之前，患者可能已经有胆道感染。严格内镜和附件消毒的目的是不加重原有感染，不新增其他病原菌，杜绝交叉感染的机会。在我国抗生素滥用的大环境下，鲍曼不动杆菌、多重耐药的肺炎克雷伯菌、耐甲氧西林的金黄色葡萄球菌愈来愈多，内镜和附件以及操作台面等部位都可能被此类细菌所污染，或污染后未完全消毒，常常带来严重的院内感染，这意味我们医师需要付出更大的精力，而患者需要付出的则是大量金钱、乃至自己的生命！因此，按规范进行内镜和附件的清洗消毒，严格院感控制以及内镜追溯系统的建立，不仅是为了确保患者在内镜治疗过程中的高度安全，也是医护人员自身安全的保证。

（三）确保胆汁引流通畅

中医有一句术语——"不通则痛"，这同样适用于胆道。即一定要保持胆汁引流通畅，一旦胆道引流受阻，胆道感染常常难以避免。对一个胆总管内有巨大结石而未能取出的患者或是黄疸较深的患者，我们通常不会忘记放置引流管。但对有些患者，特别是胆管结石内镜已做完取石治疗的这部分，我们有可能忽视这类患者的引流过程而导致术后的胆道感染。因为在取石后的患者体内，可能存在被过浓的造影剂掩盖的结石，或者肝内胆管和胆囊内的结石再进入胆总管内，切缘水肿或黏附的血凝块阻塞等情况。因此，我们建议在可预见存在胆道引流不通畅的可能的患者，如肿瘤性胆道梗阻、肝移植后有明显感染症状，或者在ERCP过程中发现胆汁浑浊或伴有脓性，巨大结石碎石治疗后的患者身上，应当先做引流效果较好的鼻胆管引流，

待感染控制后再置入内支架，对狭窄的吻合口做持久扩张；对合并感染的肿瘤患者，亦应先做冲洗引流，或同时做内、外引流；肝门部肿瘤发生左右肝管均阻塞者，如果只能置入一侧肝管且引流胆汁范围小于全肝的40%者，应力争用PTCD或EUS引导下胆道穿刺等技术，对其余扩张胆管置管引流或多点引流，以降低术后感染概率。

（四）是否预防性使用抗生素

目前大多数指南建议肝移植及胆道梗阻有可能通过ERCP不能完全解除的患者预防性地使用抗生素，且需要在ERCP术后继续使用。需要选择能够覆盖胆道常规菌群的药物，特别是革兰阴性菌和肠球菌。而在预期可以完全引流胆汁或者不存在胆道梗阻的患者中，不建议使用抗生素预防术后胆道感染。

（五）抗阻塞支架的临床研究和应用

从开始应用支架到现在，临床就一直十分关注怎样解决支架的再阻塞问题。

1. **减少十二指肠－胆管反流**　曾有学者对比支架置于Oddi括约肌的上方及常规跨越Oddi括约肌，结果前组的支架平均通畅期明显长于后者，前者的支架阻塞率亦明显低于后者。而两组的支架移位率无明显差异提示了支架置于Oddi括约肌上方时，由于前者减少了十二指肠－胆管反流，具有更长的支架通畅期和较低的堵塞率。然而，为了保持Oddi括约肌功能，因此不能将乳头切开，所以这对于壶腹部周围肿瘤这种方法显然不合适。此外，一旦支架堵塞需要更换时，取出支架也较困难。

2. **增加支架内壁的光洁度**　通过增加支架内壁的光洁度来减少细菌的黏附，延长通畅期是支架研究的一个目标。尽管有多种低张力、高光洁度的内支架问世，但在实际的运用中，与普通内支架相比，二者的通畅期并无显著性差异。

3. **应用抗生素**　细菌的黏附及其生物膜的形成是造成支架阻塞的主要原因，所以，许多研究应用抗生素来预防支架堵塞。但即使长期应用抗生素，也不能预防支架堵塞，且目前学界认为不应当局部、长期应用抗生素，这可导致耐药菌株生长，对于感染的治疗效果也欠佳。

4. **金属内支架抗阻塞问题**　金属内支架完全扩张后直径可达到10mm。非覆膜金属支架材料光洁度高，可被胆管上皮细胞覆盖，使细菌和胆泥不易黏附，因而不易发生阻塞和移位，通畅期为1年左右。缺点是置入后不能取出，故估计生存期小于3～6个月者可使用。但随着肿瘤组织不断生长，肿瘤组织经支架网眼向腔内不断生长或纵向生长超出支架远、近端而发生阻塞，在此情况下金属支架下再通畅操作难度较高。近年来，覆膜可回收金属支架的发展解决了组织通过金属网眼长入胆道的问题，但对于梗阻位置较高的胆道肿瘤，覆膜金属支架却因阻塞胆囊管、其余分支胆管而应用受到限制。

（六）光动力、射频消融等新技术的运用

胆道肿瘤所引起的胆道梗阻，往往黄疸较深、梗阻时间较长。患者体质虚弱，ERCP术后胆道感染以及远期胆道支架阻塞可能性较大，在常规胆道支架引流之前，可通过光动力、射频消融等技术直接对于胆道肿瘤进行局部处理，肿瘤组织凝固坏死，并形成一个反应带，切断肿瘤的血供，阻止肿瘤的生长和转移，达到外科局部姑息性治疗的效果，增加支架通畅时间，降低ERCP术后胆道感染概率。

（七）内镜下十二指肠乳头大球囊扩张术（endoscopic papillary large balloon dilation，EPLBD）

当完整的石头提取尚未完成时，应放置胆道支架。避免残留结石碎片的另一种方法是进行EPLBD，这有助于大的结石清除，有利于胆道残余结石通过乳头排入肠道。

六、治疗

（一）充分的胆道引流

通过上述分析，我们不难看出，引流不畅和胆道感染互为因果，胆道引流是否通畅是胆道感染的首要因素。造成引流不畅的胆石性因素与肿瘤性因素相比，肿瘤性因素远多于胆石性因素。一般来说，胆道梗阻的位置越高，发生感染的机会越多，黄疸越重也越容易发生感染。为了达到充分引流的效果，在使用引流管时，针对不同胆道疾病可以采取不同的方法。

1. 无法耐受长时间手术患者　如胆管有严重感染、重度症状较重、全身状况较差的患者，或存在胆道疾病的孕妇，可以考虑先插入ENBD减黄、减压，待感染基本控制、身体一般情况改善后再做进一步治疗。

2. 结石过大、过多，无法取净或取出结石　应当置入一枚或多枚内支架，保持胆道引流通畅。

3. 肝移植术后并发胆道吻合口狭窄　在 ERCP 术前开始预防性使用抗生素，且术后继续使用。有不少患者需要多次置入支架，反复取石，在过程中，应先放置 ENBD 控制胆系感染。同时，需要注意胆道是否已经充分引流，避免残余阻塞的胆道出现感染。

4. 肝门部肿瘤患者　强调个体化引流方案，我们在常规主支引流达成的情况之下，需要充分参考患者的 MRCP、超声内镜检查结果，多点引流。这类患者我们不能仅仅将目光局限在 ERCP 上，我们可采用 PTCD 或 EUS 引导下胆道穿刺技术多点、充分引流。

（二）抗生素的使用

各种胆道疾病中的胆道细菌来自于肠道移行较为多见。需氧菌种中大肠杆菌、克雷伯菌和屎肠球菌最为常见，链球菌、绿脓杆菌和变形杆菌较少见。在德国一项243 例患者参与的大型研究中，多细菌生长（67%）比单细菌生长（33%）更常见。而中国近十余年胆汁培养的相关文献报道指出，引起继发性细菌移行以单一细菌生长较多见。在 20 世纪 80 年代，氨苄西林联合一种氨基糖苷类药物抗感染是标准的治疗方案，但随着抗生素的发展及细菌耐药性的不断增加，胆道细菌药物敏感性也发生了变化，在近期的研究中，革兰阴性菌对氨苄西林的耐药性高达 86.5%，即使加上酶抑制剂，氨苄西林舒巴坦的耐药性也高达 76.2%。随机对照研究证实，很多抗生素也具有相同甚至远超于氨苄西林联合氨基糖苷类药物治疗的效果。因此，哌拉西林和一些头孢菌素类抗生素被推荐应用于急性胆管炎的治疗。

在我们的临床实践中，最常用的抗生素为哌拉西林舒巴坦、三代头孢菌素和莫西沙星，其中革兰阳性菌对哌拉西林舒巴坦也有较好的敏感性，而莫西沙星在胆道浓度较高及抗菌谱广，也有不错的疗效。

（三）生命体征的监测及支持治疗

ERCP 术后胆道感染常常起病急骤，疼痛出现后可迅速出现寒战和发热。热型多为弛张热，严重患者可能直接出现烦躁不安，意识障碍，中枢神经系统症状，休克等表现。且部分老年患者，因自身反应差，可能在起病初期不存在腹痛，仅表现为高热，继而直接出现精神症状以及休克表现。在此前提之下，生命体征的监测尤为重要。因此，杭州市第一人民医院消化科要求所有 ERCP 术后患者必须有心电监护监测生命体征，一旦出现体温上升、寒战、心率增快、血压下降等情况，需要及时发现并处理。在疾病早期可先采用保守治疗方法。对保守治疗无效，并发展成急性梗阻性化脓性胆管炎的患者，应及时进行急症内镜治疗或手术治疗。对于病情一开始就较严重，特别是黄疸较深的患者，应及时内镜下引流或手术，应注意的是引流管必须放在胆管梗阻的近侧，在梗阻远侧的引流管是无效的，病情不能得到缓解。必要时可考虑胆管切开探查和引流术。

七、典型病例

患者，女性，51岁。因"皮肤、眼白发黄7天"入院。入院查体：T-37.5℃，右上腹及中上腹有轻压痛，墨菲征（－），未及反跳痛。血常规检查示白细胞 7.5×10^9/L，中性粒细胞83.9%，血红蛋白105g/L。生化类检查：ALT 146U/L，AST 214U/L，γ-GT 269U/L，AKP 334U/L，C反应蛋白18mg/L，TBil 173.7 μmol/dl，DBil 137.3 μmol/L；MRCP：肝门部胆管狭窄，肝内胆管扩张，提示肝门部占位。上腹部CT：肝门部占位性病变，范围约5.8cm×6.5cm。

入院后行ERCP治疗：标准插管成功，造影见肝门部胆管狭窄，上段胆管轻度扩张，做乳头小切开0.3cm，导丝置入左肝管，循导丝置入一体式支架；术后使用头孢他啶2.0g bid抗感染。

术后第3天，患者出现发热，最高体温39.4℃，伴有寒战，查体：右上腹压痛明显。复查血常规检查示白细胞 14.8×10^9/L，中性粒细胞89.4%，血红蛋白97g/L。生化类检查：ALT 232U/L，AST 298U/L，γ-GT 327U/L，AKP 378U/L，C反应蛋白93mg/L，TBil 175.1 μmol/dl，DBil 125.6 μmol/L。

考虑患者并发胆道感染，予以改亚胺培南西司他丁0.5g：每6小时服药0.5g继续抗感染，再次ERCP拔除原一体式支架，置入鼻胆管引流。6天后患者体温正常，血常规检查示白细胞 10.3×10^9/L，中性粒细胞82.1%，血红蛋白98g/L。生化类检查：ALT 125U/L，AST 152U/L，γ-GT 179U/L，AKP 269U/L，C反应蛋白36mg/L，TBil 88.1 μmol/dl；DBil 53.5 μmol/L。予以停用泰能，继续莫西沙星抗感染治疗3天。3天后于十二指肠球部内镜下剪断鼻胆管改为内支架出院。

参考文献：

［1］ANDRIULLI A，LOPERFIDO S，NAPOLITANO G，et al．Incidence rates of post-ERCP complications: a systematic survey of prospective studies［J］．Am J Gastroenterol，2007，102（8）：1781-1788.

［2］许国铭，李兆申.胆道疾病内镜诊断与治疗学［M］.上海：第二军医大学出版社，2006.

［3］FREEMAN M L，NELSON D B，SHERMAN S，et al. Complications of endoscopic biliary sphincterotomy［J］. N Engl J Med，1996，335（13）：909-918.

［4］COTTON P B，CONNOR P，RAWLS E，et al. Infection after ERCP, and antibiotic prophylaxis: a sequential quality-improvement approach over 11 years［J］. Gastrointest Endosc，2008，67（3）：471-475.

［5］TOMIZAWA Y，GIORGIO J D，SANTOS E，et al. Combined interventional radiology followed by endoscopic therapy as a single procedure for patients with failed initial endoscopic biliary access［J］. Dig Dis Sci，2014，59（2）：451-458.

［6］ASGE Standards of Practice Committee，KHASHAB M A，CHITHADI K V，ACOSTA R D，et al. Antibiotic prophylaxis for GI endoscopy［J］. Gastrointest Endosc，2015，81（1）：81-89.

［7］李鹏，王拥军，王文海. 中国ERCP指南（2018版）［J］. 中华消化内镜杂志，2018，35（11）：777-813.

［8］COSGROVE N，SIDDIQUI A A，ADLER D G，et al. A Comparison of Bilateral Side-by-Side Metal Stents Deployed Above and Across the Sphincter of Oddi in the Management of Malignant Hilar Biliary Obstruction［J］. J Clin Gastroenterol，2017，51（6）：528-533.

［9］YANG J，WANG J，ZHOU H，et al. Efficacy and safety of endoscopic radiofrequency ablation for unresectable extrahepatic cholangiocarcinoma: a randomized trial［J］. Endoscopy，2018，50（8）：751-760.

［10］STEFANIDIS G，VIAZIS N，PLESKOW D，et al. Large balloon dilation vs. mechanical lithotripsy for the management of large bile duct stones: a prospective randomized study［J］. Am J Gastroenterol，2011，106（2）：278-285.

［11］COTTON P B，CONNOR P，RAWLS E，et al. Infection after ERCP, and antibiotic prophylaxis: a sequential quality-improvement approach over 11 years［J］. Gastrointest Endosc，2008，67（3）：471-475.

（杨　晶）

第十三节

消化道出血

一、流行病学

消化道出血是ERCP的主要并发症,严重的大出血可能危及患者生命。国外报道ERCP术后消化道出血的发生率为0.8% ~ 2.0%,国内报道1.71%。ERCP术后出血主要是乳头出血,主要原因是括约肌切开,目前随着下十二指肠乳头球囊扩张术(endoscopic papillary balloon dilation,EPBD)逐步替代了以往的大切开,大出血发生率有所下降,但术后出血仍不少见。有文献报道,单纯EPBD的出血率最低(0.1%),其次是乳头预切开(0.6%)和EST(0.9%),EST + EPBD的出血率最高(2.4%)。其他一些操作也会导致乳头出血,如乳头切除术、机械碎石等。此外还有一些非乳头性出血,多与操作不当有关,如贲门黏膜撕裂、食管静脉曲张出血、消化性溃疡等。出血在凝血功能障碍和(或)门静脉高压、肾功能衰竭以及使用抗凝药物等药物的患者中更易发生。汪润芝等专家分析认为阿司匹林/氢氯吡格雷片服药史、胆管炎、憩室内乳头是迟发出血的危险因素,对于上述患者应重视发生出血的可能。

二、定义及分级

ERCP后消化道出血定义为ERCP操作后发生的各种原因的消化道出血,主要分为乳头出血和非乳头出血,从发生时间分为术后即刻出血和迟发性出血。术后即刻出血是指在操作过程中发生的出血;迟发性出血是指在术后数小时或数日内的出血,临床表现与上消化道出血一致。

消化道出血分为以下三级：轻度，即临床出血（不仅仅在内镜下），血红蛋白降低在3g/dl以内，不需要输血。中度，需输血≤4个单位，不做血管造影介入治疗或外科手术。重度，需输血≥4个单位，或做血管造影介入治疗或外科手术。

三、危险因素

（一）乳头出血

乳头出血的主要原因为EST、乳头切除术及EPBD。

1. **解剖因素**　胰十二指肠区血供丰富，分别来自腹腔干和肠系膜上动脉的分支，在胰头与十二指肠前、后面互相吻合形成动脉环。胰十二指肠后动脉弓最凸处与十二指肠大乳头的距离比胰十二指肠前动脉弓与十二指肠大乳头的距离近，此动脉直径可达1～2mm，该动脉的大分支约85%高于壶腹3cm以上，而其余15%则在开口上方1cm左右，一旦切断此动脉大分支，可发生难以控制的大出血。自胰十二指肠前上动脉发出分支到胆总管下段，主要在胆总管右侧壁（9点钟）进入，是胆总管胰内段的主要供血动脉，在经内镜乳头插管、气囊扩张和取石时，要注意该方向，如损伤胰十二指肠前上动脉，可造成胆总管下段缺血，出现胆总管狭窄。在80%标本中，胰十二指肠前上动脉有一恒定的分支到Vater壶腹处，此支是供应Vater壶腹的主要动脉，其起始处与Vater壶腹距离较近，与十二指肠大乳头的距离较远，需注意避免损伤此支。十二指肠乳头区动脉血供的方位以9～12点钟较为集中，沿导丝置入切开刀时，要注意这一方位。

2. **技术因素**　切速失控、切缘凝固不足，是大多数EST后出血的直接原因。有的乳头有慢性炎症或纤维化增生导致乳头增厚，在切开时切速过慢，导致焦痂形成从而阻碍切开，此时加大刀弓张力，易发生切速失控，形成所谓"索链反应"。通常认为，乳头切口越大，出血的风险越高；扩张的气囊直径越大，越容易发生出血。Cotton等认为大切开可能损伤血管，而且切开程度过深容易损伤动脉，大切开后出血可能与损伤变异的十二指肠后动脉有关。但也有研究发现术中行乳头括约肌小切开者发生术后延迟性出血的比例并不少于中大切开者。Freeman等专家的研究也发现，乳头括约肌大切开并不是术后出血的主要危险因素，因此，对于实施乳头部中小切开扩张的患者，仍应做好出血并发症的预防与处理。值得注意的是，目前已用EPBD取代乳头大切开，但对于行EST＋EPBD者多是巨大结石，往往需要更大程度地扩大乳头开口，从而也增加了术后出血的发生风险。一般认为针型刀切开易导致出血，因为针型刀往往电凝不足，且不容易控制切速，国外多篇报道认为，乳头针刀预切开术是EST相关出血的风险因素，但Fouteh等专家报道的文章亦显示，针刀预切开术是安全、有效的，且其并发症的发生率与EST相似，估计和操作者经验及熟练程度有关。

3. 局部病变　乳头有肿瘤、炎症时，局部血供丰富，切开或扩张时也易造成出血。若在做EST数日或数周后，再次追加切开，也可能会增加出血的风险。憩室旁乳头做EST也较容易出血，可能与此种乳头多伴有炎症有关；憩室内乳头由于乳头位于憩室内，一方面使手术视野暴露差，EST切开时显示不佳；另一方面乳头周围血管分布常常有变异，增加了出血的风险。壶腹部嵌顿结石可使出血风险增加，一方面是因为嵌顿结石通常需要反复碎石及网篮取石导致机械性损伤，增加出血风险；另一方面可能是因为结石对胆管壁长期压迫及感染，邻近组织发生坏死，结石取出后受压的胆管壁血管裸露增加了出血风险。胆胰壶腹部恶性肿瘤所致出血风险增加，一方面是因为恶性肿瘤组织血供丰富，新生血管较多，手术操作难免损伤新生血管，增加出血风险；另一方面是肿瘤组织生长过程中即伴有组织坏死脱落，可能导致病灶区域出血，且肿瘤侵犯周围血管也可能导致出血。

4. 机械损伤　嵌顿或较大结石有时因取石需要可能适当增大切口及使用球囊扩张，再加上反复碎石及取石操作，均可能会造成十二指肠乳头撕裂等机械性损伤，增加术后乳头出血风险。而从过小的切开中过猛或成角牵拉兜取过大的结石，以及经切开多次插入导管、网篮等器械均可擦伤切缘而引起出血。使用取石球囊取石时，乳头切开或扩张不充分，暴力拉出球囊可以导致乳头切缘撕裂出血。

5. 抗凝药物　阿司匹林、氢氯吡格雷片服药史是不是EST消化道出血的危险因素仍存在争议。2011年欧洲胃肠内镜协会指南（ESGE）建议服用阿司匹林和其他非甾体抗炎药的患者行EST时仍继续服药，特别是发生高危血栓栓塞事件的患者，认为服用阿司匹林和其他非甾体抗炎药的患者行EST时没有明显增加出血的风险。我国2018年ERCP指南建议长期抗凝治疗的患者，如服用阿司匹林、其他非甾体类抗炎药者，在行EST前应停药5～7天；服用抗血小板凝聚药物（如氯吡格雷、噻氯匹定等），应停药7～10天。

6. 原发疾病因素　患者如有肝硬化、肾功能衰竭、凝血功能障碍，均易发生术后出血。肝硬化患者，由于存在凝血功能障碍和门静脉高压食管静脉曲张，容易引起出血，导致的死亡率高达14.3%～16.0%，为避免十二指肠乳头切口出血，EST术中应尽可能做中小切开，宁愿多做机械碎石；结石过大难以碎石，或难以取出者，则选择置入胆道塑料内支架。王群茹、梅永等报道高血压病也是ERCP术后出血的危险因素之一，其原因可能是高血压病患者血管脆性较大，而手术应激会引起围手术期血压波动较大，最终导致出血的风险增加。

7. 其他　切缘焦痂过早脱落会导致迟发性出血。还曾发生过弯头鼻胆管头端拔出乳头口时损伤切缘导致大出血。

（二）非乳头出血

1. 食管贲门黏膜撕裂　食管贲门黏膜撕裂是最常见的ERCP术后非乳头性出血，往往与患者术中剧烈呕吐或退镜时十二指肠镜旋钮未放松损伤所致。食管贲门黏膜撕裂发生率并不是很低，在汪润芝等报道的41例ERCP术后出血患者中有4例发生贲门黏膜撕裂出血，发生率接近10%，且一旦发生多是中重度出血。因而在完成ERCP操作后要放松旋钮，轻柔退镜，并观察胃底腔内是否有新鲜渗血积血，观察贲门处黏膜。如术后短期内患者发生呕鲜血，首先应考虑食管贲门黏膜撕裂，应即刻行胃镜检查，一旦发现贲门黏膜撕裂伴活动性出血，进行胃镜下注射去甲肾上腺素或钛夹止血。

2. 食管静脉曲张出血　我们中心统计肝硬化患者行ERCP发生食管静脉曲张出血的比例是5/139（3.6%），2例经注射硬化剂和压迫三腔二囊管止血成功，3例仍出血不止，后并发肝功能衰竭死亡，因而对于肝硬化患者行ERCP应格外注意诱发食管静脉曲张出血的问题，一旦发生，死亡率很高。主要原因是进镜及取石过程中的进、退、旋转、抽、拉等动作以及实施经内镜鼻胆管引流术（ENBD），十二指肠镜身及引流管对胃底食管静脉曲张的压迫和摩擦所致。为了预防ERCP操作引起的出血，肝硬化患者术前应常规行胃镜检查。有学者主张对于中重度食管胃底静脉曲张者，可先实施胃镜下食管静脉曲张套扎术和（或）胃底静脉曲张栓塞术，再行ERCP取石。中重度食管胃底静脉曲张者，建议术后不放置鼻胆管，防止鼻胆管摩擦切口及食管胃底静脉曲张而引起出血。但是，对于存在急性胆管炎、乳头少许渗血、胆总管内胆泥残留的轻度食管胃底静脉曲张者，可放置鼻胆管，术后经ENBD冲洗，能促进胆系感染的控制，使用含有肾上腺素及血凝酶的稀释液冲洗胆道，能收缩乳头黏膜血管并促进破损血管内血栓的形成。此外，还应注意补充维生素K1、应用生长抑素降低门静脉压力等。

对于合并消化性溃疡，尤其是十二指肠溃疡患者，操作时一定要注意避免盲目进镜，由于十二指肠镜是侧视镜，对球部观察有局限，因此会导致进镜损伤溃疡面而出血。此外鼻胆管放置时间较长后，由于鼻胆管会压迫胃角黏膜导致溃疡形成，也可导致消化道出血。

四、临床表现

ERCP围手术期消化道出血分为术后即刻出血和迟发性出血。术后即刻出血在内镜下就可发现活动性出血，最常见的是乳头出血，可见有活动性渗血或搏动性出血，其次在退镜过程中可发现贲门口撕裂出血。迟发性出血的临床表现与上消化道出血一致，多表现为黑便或 / 和呕血，出血量的评估与上消化道出血一致，对于大量呕鲜血的患者首先要考虑贲门撕裂的可能性，如合并有食管胃底静脉曲张或胃溃疡患者，要警惕此类疾病的出血可能。乳头出血多表现为反复黑便或呕血，比较特殊的是可通过鼻胆管观察有无出血，如发现鼻胆管内有血性液体引流，则提示胆道内或乳头出血。部分患者由于无呕血、黑便的表现，故临床表现隐匿，仅仅表现头晕、乏力、皮肤湿冷，尿量减少，严重者可出现反应迟钝、意识模糊，此时应关注患者血压、心率，及时查血常规了解血红蛋白和血细胞比容下降情况，查血尿素氮有无升高，及时发现隐匿的消化道出血。

五、预防

EST技术不熟练是乳头出血的主要原因，因而要避免过长的切开、控制切速、确保切缘的充分凝固，是减少出血的关键。防止切速失控的基本要领是，在放电时须尽可能推拉低张力刀弓，或逐步提升抬举器对切割组织的推力，而尽量避免使用加大刀弓的张力或增大电流强度的做法。用切割型电流还是混合型电流并无大的区别，但要随机应变灵活掌握。实践经验表明，在完成切开和取净结石者身上，极少有并发出血。必要时进行球囊扩张、碎石等也应避免过大切开，以及取石粗暴致乳头撕裂损伤等。高血压、糖尿病患者往往存在不同程度的血管硬化，肝肾机能不佳会导致凝血功能受损，这些原因都可能为ERCP后延迟性出血的潜在因素。因而，对于这类患者应格外慎重，术前应全面检查，提高凝血功能，血小板过低者应考虑输注血小板。操作中应更为仔细，对于高危患者可考虑乳头切缘预防性施以止血处理，如止血夹封闭可能出血的高危部位（如切缘顶点和左侧缘）。

六、治疗

对于乳头出血，首先进行内科保守治疗，包括：①扩容。输血、补液以维持循环血容量，注意水、电解质平衡和热量的供给。②使用止血药物。常用维生素K_1、止血敏、氨甲苯酸、巴曲亭，或垂体加压素、生长抑素、抑酸药物及凝血酶原复合物等。

③抗感染。选用在胆道中浓度高的广谱抗生素，如氨苄青霉素或头孢菌素，其中第三代头孢菌素胆汁浓度更高，并可与甲硝唑联合应用。④局部用药。放置鼻胆管引流，用1:10000肾上腺素溶液或去甲肾上腺素冰盐水冲洗止血。对于有出血高危因素的患者可考虑放置鼻胆管，以鼻胆管内发现血性引流物作为临床诊断术后出血的指标之一，从而可以发现早期和轻微的出血，及时进行内镜干预处理，提高止血成功率。

发现切口持续性出血要及时内镜下止血，ERCP、EST并发上消化道出血时，多数表现为术中EST后切口持续渗血，术中一旦有明显的出血，应迅速处理，方法有以下几种：

1. **局部冲洗** 对于少量渗血，可以冰肾上腺素盐水或血凝酶溶液冲洗乳头口，可以起到清洁视野、收缩血管，促进止血等作用。

2. **电凝止血** 用低张力刀丝或热点极在切开的最上缘加以凝固，电凝点应在切缘旁，热凝固作用能促使出血部位蛋白质变性。也可使用针状探头直接接触出血部位，采取局部点焊式电凝，进而对大面积的渗血部位进行有效止血，如果探头置入过深，或电凝电流过大，有发生十二指肠穿孔的风险。此外电凝止血需要谨慎，其易引起胰管开口电损伤，可能导致严重的胰腺炎。

3. **黏膜下注射** 如不能控制出血，可予以切开刀抵住切缘部位，用1:10000肾上腺素溶液加压注射，可形成黏膜下注射的效果，此方法可避免使用注射针导致注射至肌层引起穿孔，有报道其成功率高于电凝止血。使用注射硬化剂疗法，注射点应避开胰腺开口，以免发生过度水肿压迫胰管而引发胰腺炎的情况。但由于并发症多，目前此方法较少应用。还可以使用血凝酶黏膜下注射止血，白眉蛇毒血凝酶具有凝血酶样及凝血激酶样的双重作用，能激活凝血酶原转化为凝血酶，促使纤维蛋白酶原裂解为纤维蛋白单体，并促进血小板在出血部位形成血栓。纤维蛋白胶黏膜下注射止血，纤维蛋白胶含有纤维蛋白原、凝血酶、Ⅷ因子及钙离子，具有止血、封闭和黏合组织的作用，但是纤维蛋白胶黏性强，容易堵塞注射针，而且价格昂贵。

4. **金属夹止血** 对于出血点明确的患者，止血夹是较为可靠的治疗手段，尤其是血管搏动性出血。然而在侧视镜下施夹止血也存在着一定困难，比如操作空间小、器械与内镜轴向垂直、举钳器干扰等，需要操作者具有丰富的操作经验。

5. **柱状球囊或取石球囊压迫止血** 利用球囊的机械压力，使血管呈闭合状态，进一步促使血栓的形成。

6. **使用全覆膜自膨式可回收金属支架（FCSERMS）** 内镜逆行FCSERMS置入是治疗EST相关性胆道出血的一种新技术和新方法。其原理是通过金属支架的机械张力压迫胆管壁组织及血管，使血管呈闭合状态，促使血栓的形成，进而达到止血的目的。但是FCSERMS价格昂贵，且其止血有效率并未达到100%。与治疗其他疾病一样，支架置入术后有发生急性胰腺炎、急性胆囊炎、急性胆管炎等并发症的风险。目前国内学者均将常规止血方法治疗无效的难治性胆道出血作为 FCSERMS 止血的适应证，但仍存在止血失败的可能。鉴于治疗胆道出血的原理与胆道柱形球囊压迫止血一致，FCSERMS 治疗 EST 后胆道出血适应证为：①常规止血方法治疗无效的难治性胆道出血；②胆道柱状球囊压迫时出血停止。禁忌证为：胆道柱状球囊压迫时或释放球囊后仍有持续性出血。这样既能避免医疗资源的浪费，减轻患者痛苦，同时还能预防金属支架置入后相关并发症的发生。FCSERMS 取出的时间目前尚无定论。如时间过短，患者有再次出血的可能；如时间过长，则有发生反流性胆管炎、支架堵塞等并发症的风险。一般认为 FCSERMS 置入术后 2～4 周取出是安全的，超过 8 周可能出现支架堵塞等相关并发症。

对于内科保守治疗及内镜下止血无效的大出血，可以选择介入治疗及外科手术。超选择性肝动脉栓塞术是近几年兴起的治疗胆道出血的一种介入手段，采用 Seldinger 法经肝动脉造影明确出血动脉，然后超选择插管至靶血管，注入栓塞剂，有简便、安全、创伤小、疗效确切等优点，栓塞的总有效率可达 85%，在国外被认为是首选的治疗方法。对于上述治疗无效者，需考虑外科手术治疗。

对于非乳头出血的治疗原则与其原有疾病原则一致。

总之，对于 ERCP 术应严格掌握 ERCP 适应证以及禁忌证，内镜医生应在术前充分评估患者出血风险，尤其是有高危因素的患者，应做好相应检查及预防工作。术中操作仔细，避免粗暴、保持良好的视野，EST 时避免切开过快、张力过大等可减少出血的发生。术中术后密切观察病情变化，如发现上消化道出血及时采取止血措施，首先内镜下止血。

七、典型病例

（一）EST 术后迟发性出血——钛夹止血

患者，男性，56 岁。因"上腹部疼痛 1 周伴皮肤、眼白发黄 3 天入院"。患者入院 CT 检查及 EUS 明确胆总管结石，由于结石巨大，故先行 ERCP ＋ EST ＋ ENBD，术后第

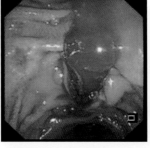
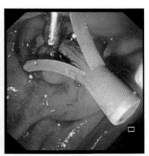

图 13-1　钛夹止血（一）　　　图 13-2　钛夹止血（二）

2天、第3天两次行体外振波碎石，结石大部分碎石，拟第4天行ERCP取石，术前患者出血鼻胆管内可见血性液体，后呕暗红色血液2次，每次200～300ml，故立即行ERCP。术中发现乳头切口处有新鲜血凝块附着伴活动性渗血，清除血凝块后，用钛夹夹闭乳头切缘左上缘，并黏膜下注射1:10000肾上腺素溶液，见出血停止，为防止取石过程中再次出血，故予放置圣诞树支架，择期再行取石。患者术后情况稳定，3天后出院（图13-1，图13-2）。

（二）EST术后迟发性出血——金属支架止血

患者，女性，79岁。因"腹痛17天，全身发黄10天，呕血14小时"至当地医院就诊，考虑"急性梗阻性胆管炎"，行ERCP治疗，取出2.5cm结石，术后出现呕血，量约200ml，予以止血对症治疗。后出血情况无明显好转，遂转至我院，患者予以气管插管下行急诊ERCP：胃镜进入见胃腔内积血，十二指肠降部见大量血凝块，予以圈套器去除大量血凝块后见十二指肠乳头有活动性出血；更换十二指肠镜，采用黄斑马导丝选择性胆管插管成功。胆管造影：胆总管下端狭窄，用气囊取出清扫出少量结石；在11～12点处见有活动性出血，给予留置7Fr胆管支架后小钛夹小1枚夹闭出血点，仍有渗血，沿导丝置入覆膜金属支架（60mm）压迫乳头口，再次予以2枚小钛夹夹闭创面，见出血停止。予以留置鼻胆管做鼻肠管引流管。术后输血补液，给予凝血酶原复合物、纤维蛋白原及葡萄糖酸钙纠正凝血功能，艾司奥美拉唑针（耐信针）80mg q12h抑酸、奥曲肽针（善宁）100μg/h止血，考虑合并有胆管炎，予以厄他培南针0.5g qd抗感染治疗，患者病情好转，循环稳定，考虑无活动性出血，于ERCP术后4天后拔除气管插管（图13-3～图13-6）。

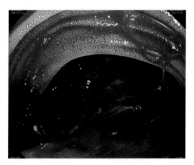 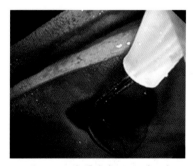

图13-3　金属支架止血（一）　　　　图13-4　金属支架止血（二）

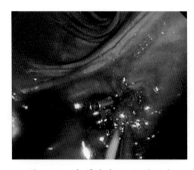
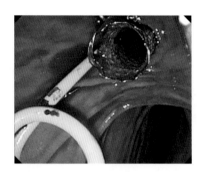

图13-5　金属支架止血（三）　　　　图13-6　金属支架止血（四）

（三）贲门撕裂伴出血

患者，男性，64岁。因"反复上腹痛2年，再发1个月"入院。20余年前因消化道出血行毕Ⅱ式胃大部切除术，2年前因胆总管扩张行EUS-HBD＋鼻胆管引流。入院诊断：①慢性胰腺炎，胰管扩张伴胰头部胰管多发结石，胰头假性囊肿；②胆总管扩张，胆总管结石；③胃大部切除术后；④高血压2级。行ERCP：因毕Ⅱ式术后，先用胃镜进镜，胆管插管困难，改用十二指肠镜后成功进镜至盲端，胆管插管成功，造影见胆总管扩张约1cm，扭曲成角，内可见充盈缺损影，EST＋EPBD后，用网篮及气囊取出泥沙样结石，置入胆道一体式支架（7Fr×9cm）1枚。退镜观察见贲门处黏膜2处条状撕裂，用钛夹夹闭部分创面并予以1:10000肾上腺素溶液注射后未见明显活动性出血（图13-7～图13-9）。

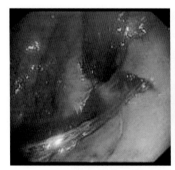
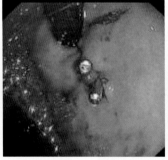
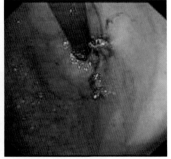

图13-7　钛夹贲门止血（一）　　图13-8　钛夹贲门止血（二）　　图13-9　钛夹贲门止血（三）

参考文献：

［1］李鹏，王拥军，王文海. 中国ERCP指南（2018版）［J］. 中华消化内镜杂志，2018，35（11）：777-813.

［2］郑晓，吴叶晨，吴军，等. 经内镜逆行胰胆管造影术后乳头部延迟性出血的临床分析［J］. 中华消化内镜杂志，2017，34（5）：332-336.

［3］汪润芝，邓涛. 胆总管结石经内镜逆行胰胆管造影术取石迟发出血的危险因素分析及防治［J］. 中华消化内镜杂志，2015，32（7）：452-456.

［4］HENDRIKS M P，WANTEN G J，DRENTH J P. Management of hemobilia and pancreatitis after liver biopsy: a key role for endoscopic retrograde cholangiopancreaticography［J］. Liver Transpl，2009，15（11）：1653-1654.

［5］王群茹，张勇，牟东，等. 治疗性经内镜逆行胰胆管造影术后胆道出血与原发疾病的关系［J］. 临床肝胆病杂，2017，33（5）：896-898.

［6］梅永，贾继虎，曾鹏飞，等. 治疗性内镜逆行胰胆管造影术后十二指肠乳头出血的客观危险因素分析［J］. 中国内镜杂志，2017，23（9）：6-10.

［7］SAKAI Y，TSUYUGUCHI T，SUGIYAMA H，et al. Hypertonic saline-epinephrine local injection therapy for post-endoscopic sphincterotomy bleeding: removal of blood clots using pure ethanol local injection［J］. Surg Laparosc Endosc Percutan Tech，2013，23（4）：e156-159.

［8］MATSUSHITA M，IKEURA T，SHIMATANI M，et al. Simple injection of hypertonic saline-epinephrine solution oral to the papilla for prevention and treatment of post-sphincterotomy bleeding［J］. Gastrointest Endosc，2011，74（2）：451.

［9］吴军，胡冰. 覆膜金属支架在经内镜乳头括约肌切开术难治性出血中的应用［J］. 中华消化内镜杂志，2012，29（4）：194-196.

［10］楼颂梅，张啸，张筱凤. 内镜下乳头切开术与外科手术治疗胆总管结石合并肝硬化的回顾性分析［J］. 中华消化内镜杂志，2010，27（2）：67-70.

（黄海涛）

ERCP 的相关心肺并发症

ERCP 是诊断和治疗胆、胰疾病的重要手段，与外科手术相比，ERCP 创伤小，且严重并发症发生率相对较低，但与内镜操作相关以及麻醉、镇静药物所引发的心肺并发症仍时有发生。与 ERCP 相关的心肺并发症的平均发生率为 2.0% ～ 5.4%，死亡率为 0.3% ～ 0.5%。Christensen 等报道了 1177 例 ERCP，其心肺并发症发生率相对较低，其中心脏病 11 例（0.9%），肺部疾病 18 例（1.5%），心律失常和心肌损伤占心脏并发症的比例最高，而肺部疾病多为低氧血症、吸入性肺炎和呼吸衰竭。其他心肺并发症如空气栓塞、气胸、心搏骤停、脑梗死等发生率极低，但一旦发生往往造成极其严重的后果甚至导致患者死亡，有统计表明，与 ERCP 操作相关的死亡病例中，约有 50% 是由心肺并发症引起的。

一、老年人

医学界通常将生理年龄大于 65 岁的人定义为老年人。老年人常伴随糖尿病、高血压、高脂血症、心脏病及脑血管硬化狭窄等疾病。衰老导致身体器官生理功能下降，肝脏、肾脏的药物代谢能力也随之下降，老年人更容易产生药物不良反应，因此老年人相对于年轻患者更容易出现药物影响下心肺并发症。近年来诊断性 ERCP 基本上被 MRCP 或 EUS 取代，但 MRCP 或 EUS 并不能替代治疗性 ERCP。国内相关研究表明，对于高龄患者，ERCP 的治疗有效率是值得肯定的，其总体并发症发生率为 11.5% ～ 12.5%，伴有心肺系合并症的高龄患者相对于单纯胆胰疾病患者的术后并发症率却并无明显增高。因此高龄并不能作为放弃或延迟 ERCP 的理由，通过术前充分的评估，尽可能做好预防措施，并由经验丰富的术者操作，术中严密监测，可以确保手术安全和减少严重并发症。

二、低氧血症

在胃肠道内镜操作，尤其是无痛苦内镜操作中，低氧血症是常见的不良事件之一。由于绝大多数ERCP操作是在镇静或者麻醉状态下完成，加之患者多要求俯卧位体位，所以术中出现低氧血症是时有发生的。Yang J. F.等统计了3040例ERCP，在操作过程中，约有28%的患者出现短暂的低氧血症（$SpO_2 < 90\%$），需要进行气道操作加以干预（下巴抬起、口咽通气道、辅助气囊通气等），其中有1.6%的患者出现严重临床缺氧，并需要进行气管内插管。通过多元回归分析发现，高龄、肥胖、睡眠呼吸暂停以及美国麻醉医师协会评级（ASA）3级以上的不良状态，是造成低氧血症的可能因素。低氧血症虽然在术中常见，但其发生大多数是短暂且轻微的，容易被纠正，很少导致手术终止或造成严重并发症。对于高危患者术前需要进行充分的评估，术中持续供氧，严密的血氧浓度监测，完善的应急措施，以保证ERCP的顺利进行。

三、心律失常与心肌缺血

相关临床观察发现，ERCP操作过程中常发生各种心律失常及心肌缺血事件，尤其是老年人以及合并心脏疾病的患者。目前心电监护仪已是ERCP操作时的常规配置，但心电监护仪常难以发现并记录术中发生的非连续性心律改变。Kounis N. G.等通过动态心电图记录患者术前4小时至术后4小时的连续心电图并分析发现，绝大多数患者出现过心律改变的情况。其中窦性心动过速（90%）、窦性心动过缓（3.3%）、房性早搏（63.3%）、室性早搏（10.2%）、室上速（3.3%）以及ST段改变（53%），而这些改变往往是短暂和无症状的。其发生机制目前尚未明确，考虑可能与内镜压迫气道、食管及胃的机械刺激、胃肠道内压力增高、迷走神经张力增高以及由于应激和焦虑所导致的儿茶酚胺分泌增加有关。心肌肌钙蛋白I（cTNI）具有高度心肌特异性和灵敏度，是目前最理想的心肌梗死标志物。Fisher L.等通过对比ERCP术前及术后24小时cTNI的变化，了解术中发生心肌损伤的情况。其研究发现，年龄超过65岁的患者中约有8%的患者ERCP术后出现cTNI升高（$\geqslant 0.4\,\mu g/L$），提示其ERCP围手术期间发生了缺血性心肌损伤。同时发现心肌损伤的发生与患者心血管病史、心脏危险评分、麻醉类型无明显相关，且术前心电图改变、高血压、低氧血症的基础并不能预测此类心肌损伤的发生，其发生与ERCP持续时间（超过30分钟）有关，同时老年男性是主要好发人群。因此，ERCP过程中的心脏事件，可能比以往我们所认为的更易发生，但多数是短暂的、无症状的和轻微的，大多数老年患者能很好的耐受手术。对于高危患者术前充分评估，术中密切监测观察。长时间操作的患者（超过30分钟），建议在术前和术后24小时测定cTNI以及早发现和处理发生的严重心肌损伤。

四、镇静与麻醉

适当的镇静或麻醉是安全和成功执行ERCP的重要因素，目前国内大部分ERCP采用镇静的方式是由内镜医师或经过专门培训的护士执行，常用的药物组合是咪唑安定＋哌替啶，常规剂量也能让患者进入深度镇静，而镇静相关的心肺不良事件主要是低氧血症、低血压及心律失常。老年患者一般体内肌肉组织少而脂肪含量高，延缓了脂溶性苯二氮䓬类药物的代谢，同时肾脏和肝脏功能降低也减慢了药物代谢，从而显著增加了镇静药物的临床疗效，这也导致了老年患者需要更多的时间从镇静药物中恢复过来。因此即使使用标准剂量的镇静药物，老年患者也是相当容易诱发心肺并发症的。因此，老年患者的镇静剂尽可能选择半衰期短、剂量小的缓慢滴注方法。相对于哌替啶，芬太尼的起效时间更短，半衰期更短，更适合老年患者；此外，与单胺氧化酶抑制剂（MAO）联合使用时，芬太尼不会产生严重的药物相互作用，与心血管不良反应相关性更小。

丙泊酚是近年来胃肠道内镜操作中常用的麻醉药物，其具有起效快，半衰期短，可提高患者的舒适度及耐受性，为ERCP的操作提供更为满意的镇静条件的优点，降低了手术失败率。由于丙泊酚没有任何拮抗剂，相对于传统的苯二氮䓬类镇静剂，其会增加患者心肺并发症率的可能引起众多内镜医师的忧虑。目前多中心的研究表明，在专业麻醉医师的操作及监护下，丙泊酚镇静下的ERCP与传统镇静剂相比，虽然在供氧上更为频繁，但低氧血症、低血压或心律失常的发生率并未增加，即使是老年患者，咪唑安定和丙泊酚镇静在安全性和有效性方面也无显著性差异。然而有麻醉科医生参与的ERCP只有少数医院有能力完成，同时也提高了手术的经济成本，故需要结合患者的身体状况和经济状况进行选择。

五、空气栓塞

空气栓塞是一种罕见但严重的并发症，通常会导致致命的心肺损伤，即使存活，患者也可能出现严重的后遗症。目前已报道的因ERCP操作导致全身性空气栓塞的病例大概有20多例。ERCP操作医师应警惕这种潜在的致命性并发症的可能。以下情况被认为是会导致空气栓塞的危险因素：括约肌的大切开或者大直径的气囊扩张、经肝门体分流术、PTCD、胆道金属支架放置、近期肝穿刺活检术、肝脏的钝器或贯穿伤、盲襻中（毕Ⅱ式或Roux-en-Y肝空肠吻合术）的乳头或手术吻合改变解剖结构时过高的气体压力。术中出现空气栓塞往往以急性心、肺衰竭为典型临床表现，患者可能出现体位改变及神志障碍的不良后果。如怀疑出现空气栓塞，迅速有效的应对措施可对患者的预后产生重大影响，这些措施包括：立即停止内镜操作、给予纯氧及高容量的液体灌注、将患者置于头低脚高且左侧卧位（让空气远离右心及大脑）、紧急床旁超声心动图检查等，如果超心动图检测到右心空气，中心线的空气抽吸可能挽救生命。

二氧化碳更容易被组织吸收，因此在ERCP期间使用二氧化碳替代空气作为注入气源，可以大大消除空气栓塞的风险。对于没有严重阻塞性肺病的患者，二氧化碳气源的内镜操作是更加安全的。同时，二氧化碳气源可大大减少术后腹胀的时间，尤其是针对手术时间长、技术难度大的情况，所以建议有条件的内镜中心使用二氧化碳气源，有助于提高ERCP操作的安全性。

六、吸入性肺炎

上消化道内镜操作时吸入性肺炎的发生率高于全身麻醉手术。镇静或麻醉下ERCP术中吸入性肺炎发生率大约为0.2%。Kawanishi等通过对上消化道内镜操作的研究发现，高龄、长时间内镜操作、血液透析、脑卒中病史、营养不良都是术中发生吸入性肺炎的独立危险因素；而通过术前肺功能检查发现，肺功能异常者发生吸入性肺炎的概率高于肺功能正常的患者，其中阻塞性肺病的患者发生率最高；因此可将肺功能检查作为预测吸入性肺炎风险的指标。针对高危人群，气管插管可有效减少发生吸入性肺炎的风险，提高ERCP的安全性。而针对怀疑发生吸入性肺炎的患者，肺部CT检查的敏感性高于胸部X射线检查。对于发生严重吸入性肺炎的患者，应当立即停止内镜操作，使患者处于头低位，清除口咽部的可能的异物或消化液，尽早由训练有素的麻醉科医生进行气管插管和支气管内吸引，并建立人工通气，有条件的医院，可以通过支气管镜检查和清理堵塞气道的异物。

七、体位

ERCP通常是在患者躺在俯卧位的情况下进行的，因为该体位可以获得最佳的乳头插管位置和高质量的放射影像。但俯卧位时患者舒适度欠佳，某些无法实现俯卧位的患者（如腹胀、腹水、呼吸困难、近期腹部或颈部手术、过度肥胖等）需考虑变换其他体位进行操作。仰卧位患者舒适度较好，但通过对照研究发现，仰卧位增加了ERCP的操作难度，同时心肺不良事件也有所增加，尤其是非气管插管的患者。根据本中心的实践经验，通过左侧卧位可以很好地进行ERCP操作，其胆道通路与俯卧位相当，对于无法俯卧位的患者，在没有麻醉医师、没有气管插管的情况下，左侧卧是可取的。左侧卧位唯一缺点是右侧胆管在肝内胆树左侧位置的放射显示效果不佳，必要时可通过短暂性地转变为俯卧位以获得更好的放射影像。

参考文献：

［1］SHARMA V K，NGUYEN C C，CROWELL M D，et al. A national study of cardiopulmonary unplanned events after GI endoscopy［J］. Gastrointest Endosc，2007，66（1）：27-34.

［2］CHRISTENSEN M，MATZEN P，SCHULZE S，et al. Complications of ERCP: a prospective study［J］. Gastrointest Endosc，2004，60（5）：721-731.

［3］FROEHLICH F，GONVERS J J，VADER J P，et al. Appropriateness of gastrointestinal endoscopy: risk of complications［J］. Endoscopy，1999，31（8）：684-686.

［4］张荣春，秦斌，张林慧，等. 80岁以上高龄患者治疗性ERCP的临床分析［J］. 中华消化内镜杂志，2011，28（1）：21-23.

［5］卢祎，吴嘉钏，刘磊，等. 90岁及以上高龄患者治疗性经内镜逆行胰胆管术的临床分析［J］. 中华消化内镜杂志，2014，31（10）：571-574.

［6］YANG J F，FAROOQ P，ZWILLING K，et al. Efficacy and Safety of Propofol-Mediated Sedation for Outpatient Endoscopic Retrograde Cholangiopancreatography (ERCP)［J］. Dig Dis Sci，2016，61（6）：1686-1691.

［7］KOUNIS N G，ZAVRAS G M，PAPADAKI P J，et al. Electrocardiographic changes in elderly patients during endoscopic retrograde cholangiopancreatography［J］. Can J Gastroenterol，2003，17（9）：539-544.

［8］ZAVRAS G M，PAPADAKI P J，KOUNIS N G，et al. Electrocardiographic changes in elderly patients during small bowel enema［J］. Invest Radiol，1996，31（5）：256-260.

［9］FISHER L，FISHER A，THOMSON A. Cardiopulmonary complications of ERCP in older patients［J］. Gastrointest Endosc, 2006, 63（7）: 948-955.

［10］LEE T H, JUNG Y K, PARK S H. Preparation of high-risk patients and the choice of guidewire for a successful endoscopic retrograde cholangiopancreatography procedure［J］. Clin Endosc, 2014, 47（4）: 334-340.

［11］SETHI S, WADHWA V, THAKER A, et al. Propofol versus traditional sedative agents for advanced endoscopic procedures: a meta-analysis［J］. Dig Endosc, 2014, 26（4）: 515-524.

［12］HAN S J, LEE T H, PARK S H, et al. Efficacy of midazolam- versus propofol-based sedations by non-anesthesiologists during therapeutic endoscopic retrograde cholangiopancreatography in patients aged over 80 years［J］. Dig Endosc, 2017, 29（3）: 369-376.

［13］WADHWA V, ISSA D, GARG S, et al. Similar Risk of Cardiopulmonary Adverse Events Between Propofol and Traditional Anesthesia for Gastrointestinal Endoscopy: A Systematic Review and Meta-analysis［J］. Clin Gastroenterol Hepatol, 2017, 15（2）: 194-206.

［14］EFTHYMIOU M, RAFTOPOULOS S, CHIRINOS J A, et al. Air embolism complicated by left hemiparesis after direct cholangioscopy with an intraductal balloon anchoring system［J］. Gastrointest Endosc, 2012, 75（1）: 221-223.

［15］CHAVALITDHAMRONG D, DONEPUDI S, PU L, et al. Uncommon and rarely reported adverse events of endoscopic retrograde cholangiopancreatography［J］. Dig Endosc, 2014, 26（1）: 15-22.

［16］MURAKI T, ARAKURA N, KODAMA R, et al. Comparison of carbon dioxide and air insufflation use by non-expert endoscopists during endoscopic retrograde cholangiopancreatography［J］. Dig Endosc, 2013, 25（2）: 189-196.

［17］KAWANISHI K, KATO J, TODA N, et al. Risk Factors for Aspiration Pneumonia After Endoscopic Hemostasis［J］. Dig Dis Sci, 2016, 61（3）: 835-840.

［18］MATSUMI A, TAKENAKA R, ANDO C, et al. Preoperative Pulmonary Function Tests Predict Aspiration Pneumonia After Gastric Endoscopic Submucosal Dissection［J］. Dig Dis Sci, 2017, 62（11）: 3084-3090.

［19］FERREIRA L E, BARON T H. Comparison of safety and efficacy of ERCP performed with the patient in supine and prone positions［J］. Gastrointest Endosc, 2008, 67（7）: 1037-1043.

［20］TERRUZZI V，RADAELLI F，MEUCCI G，et al. Is the supine position as safe and effective as the prone position for endoscopic retrograde cholangiopancreatography? A prospective randomized study［J］. Endoscopy，2005，37（12）：1211-1214.

（王　晖）

放置支架或鼻胆（胰）管的相关并发症

放置胆胰管支架或留置鼻胆管是目前ERCP处理胆胰系统疾病的重要方法，与外科手术相比具有微创、住院时间短、术后并发症少，医疗花费少等优点。但是留置的胆管或胰管支架由于支架置入不到位、支架未完全扩张、胆道或胰管内结石成分聚集等原因可能会出现支架移位、脱落和阻塞，一旦发生处理则较为棘手。多数支架向外移位脱落至肠道可随粪便排出，对人体干扰较少，但有部分支架可能因向内或向外移位造成消化道穿孔、胆道穿孔或急性胰腺炎等并发症，引发严重后果。留置鼻胆管时间过长亦可由于压迫局部消化道黏膜造成糜烂，甚至溃疡、出血，对于肝硬化或凝血功能障碍者尤为危险。

一、流行病学

在20世纪90年代，Johanson等国外学者进行的一项大样本临床研究表明胆道塑料支架向近端移位的发生率约为4.9%，向远端移位的发生率为5.9%，胰管支架向近端移位的发生率约为5.2%，向远端移位的发生率为7.5%。

胆道塑料支架发生堵塞的平均时间在3～4个月，金属支架具有自膨式、管径大等特点，其开放时间较长，可达8～10个月。胆道支架的堵塞时间还与患者本身特征有关，恶性狭窄、感染性疾病均会导致支架堵塞速度加快。此外，支架堵塞还可能与患者的年龄、性别以及胆红素水平相关。

国内李兆申等报道对于慢性胰腺炎患者置入胰管支架，3个月内通畅率超过90%，6个月内通畅率为72.7%，随着置入时间的延长，支架堵塞的概率增加，1年半时的通畅率降至35.1%。而国外Farnbacher等报道慢性胰腺炎患者置入胰管支架，3个月内支架堵塞率超过97%。

二、定义及分级

目前，支架移位包括向近端移位和向外远端移位两大类。向肝门部胆管方向移位或向胰尾部胰管方向移位称之为支架向近端移位，向十二指肠腔方向移位称之为支架向远端移位，支架向远端移位直至完全移位至肠腔内称之为支架脱落。长期留置的支架由于胆泥、胰石或生物膜生长等原因造成支架管腔逐渐狭窄，甚至最终闭塞，称为支架堵塞。支架堵塞可引起诸如梗阻性黄疸、急性胆管炎、肝功能损伤以及急性胰腺炎等严重后果。长期留置的鼻胆管或鼻胰管可引起贲门胃小弯处以及口咽部黏膜糜烂，若损伤穿透黏膜肌层，愈合后不可避免地留有纤维瘢痕，则称之为溃疡。

三、危险因素

导致支架移位的危险因素不外乎支架本身的原因和疾病相关的因素。

（一）胆道塑料支架移位

主要与以下因素有关：

1. 胆道狭窄的类型 良性的胆道狭窄比恶性的胆道狭窄更容易发生胆道支架移位，胆道远端狭窄比近端狭窄更容易发生支架移位。

2. 放置支架的数目和长短 对于良性的胆管狭窄患者，放置单支架或双支架的移位发生率比放置多支架的要高，而短支架比长支架更容易发生移位。

3. 十二指肠的生理性活动 取石及抗感染治疗后，胆管炎症和水肿消失，胆管恢复正常功能，加上十二指肠的收缩蠕动易将支架推向胆总管近端，易引起支架向近端移位。

（二）胰管支架移位

主要与下列因素有关：

1. 支架的长度 既往研究表明胰管支架长度超过7cm会增加支架向近端移位的风险。

2. **支架的类型**　近端有侧翼的非猪尾型支架会增加向近端移位的风险，而近端有侧翼的单猪尾支架可降低向近端移位的风险。

3. **疾病的种类**　Oddi括约肌功能不全的患者胰管支架向近端移位的风险增大。

（三）文献报道的胰管支架堵塞的危险因素

1. 女性患者。

2. 支架长度＞8cm。

3. 支架直径≥8.5Fr。

4. 长期口服胰酶补充制剂。

四、临床表现

（一）支架向近端移位

1. 支架放置一段时间后进行性地出现腹痛，部分合并黄疸、急性胆管炎等表现，排除其他可能诱因（如胆管结石再发、胆道蛔虫及肿瘤等），但也有部分患者无任何症状。

2. 部分患者由于移位的支架穿破胆管可能出现肝内血肿或进入腹膜腔造成腹腔炎等表现。

3. 经影像学（腹部CT、B超或MRCP）证实的支架向内移位至肝内胆管或进入腹膜腔。

4. 实验室检查可无阳性发现，当合并急性胆管炎时可出现血白细胞计数、中性粒细胞比例、C反应蛋白等炎症指标部分或全部升高，出现血肿者可能出现贫血，肝脏酶学指标、血清胆红素指标可升高。

（二）支架向远端移位

1. 部分患者支架向远端移位不严重时可无任何症状，当支架抵住十二指肠乳头对侧的肠壁造成壁内血肿或穿孔，引发腹膜炎，此时患者可出现腹痛、畏寒、发热等症状。

2. 实验室检查可无阳性发现，当合并腹膜炎时可出现血白细胞计数、中性粒细胞比例、C反应蛋白以及降钙素原等炎症指标部分或全部升高。

3. 经影像学（腹部CT、B超或MRCP）或内镜下证实的支架向外移位或造成十二指肠穿孔进入腹膜腔。

（三）支架脱落

1. 部分患者支架脱落至肠道后可随粪便自行排出，此时患者可无任何不适，部分患者当支架在肠腔内随着肠蠕动向肛门侧移动时可造成肠壁穿孔，支架可完全穿出肠壁进入腹膜腔，引发腹膜炎，此时患者腹痛较为明显，同时可有畏寒、发热等表现。

2. 实验室检查可无阳性发现，当合并腹膜炎时可出现血白细胞计数、中性粒细胞比例、C反应蛋白等炎症指标部分或全部升高。

3. 经影像学（腹部CT、B超或MRCP）证实的支架移位并引起消化道壁穿孔，部分可出现气腹。

（四）支架堵塞

1. 此类患者多为术后未能定期更换支架导致，患者往往在支架放置一段时间后出现腹痛、黄疸，此类患者往往同时合并胆道结石或胰管结石，支架堵塞时可出现急性胆管炎，胰管扩张或急性胰腺炎等表现。

2. 当合并急性胆管炎时可出现血白细胞计数、中性粒细胞比例、C反应蛋白等炎症指标部分或全部升高，肝脏酶学指标、血清计数胆红素指标可升高；出现急性胰腺炎时血淀粉酶及脂肪酶升高。

3. 影像学（腹部CT、B超或MRCP）检查一般不能发现支架是否堵塞，往往是在患者合并急性胆管炎、梗阻性黄疸、胰管扩张行ERCP术时拔除支架可发现支架已经堵塞。

（五）留置鼻胆管或鼻胰管引起消化道黏膜损伤

1. 患者往往在留置鼻胆管或鼻胰管数天后出现咽喉部疼痛，大多数表现为吞咽口水困难及疼痛，部分可表现为吐口水及咳痰中伴有血丝，需排除放置鼻胆管或鼻胰管过程中对口咽部造成的损伤。

2. 实验室及影像学检查多无异常。

3. 内镜检查可发现鼻胆管或鼻胰管留置处黏膜受压变红，部分可出现溃疡及出血等。

五、预防

（一）严格把握适应证，规范操作

随着近些年ERCP的广泛开展，支架相关并发症的报道越来越多，临床工作中应严格把握ERCP的指征，避免不必要的ERCP操作。对于需要置入内支架的患者，应严格评估放置支架的指征。选择支架时应结合患者的具体情况选择合适长度、直径和材质的支架，以减少由于支架选择不恰当而造成的支架移位或脱落。非覆膜金属支架多用于无手术指征的晚期胆道恶性梗阻患者，良性疾病应避免使用该型支架。笔者曾遇到一例胆道下端狭窄外院放置非覆膜金属支架的病例，ERCP下采用多种方式未能将支架取出，该例患者转外科手术后才将支架取出。此外，对于肝硬化患者应尽量避免使用鼻胆管，以免造成食管胃底静脉曲张破裂出血。

（二）完善置入支架患者的随访工作

目前，随着人口老龄化以及疾病谱的变迁，接受ERCP治疗的患者多为老龄患者。此类患者理解能力有限，遵医嘱行为能力较低，置入支架后往往不能定期来院复诊，当出现了急性胆管炎、梗阻性黄疸或急性胰腺炎等并发症时才来医院就诊。因此，加强对此类患者的教育，完善对此类患者的随访工作非常重要。随访可采用诸如电话提醒、联系社区医院、义工上门服务等方式，以丰富随访渠道，提高患者的定期就诊率。

六、治疗

（一）支架移位及脱落

来院就诊的支架移位或脱落的患者大多出现了诸如消化道穿孔、腹膜炎、肝脓肿及肝内血肿等并发症，其中以穿孔的病情发展最为迅速、复杂，延误诊治常常危及患者生命，单纯拔除支架并不足以处理这些严重情况。需尽早完善影像学检查，评估支架移位以及周围脏器损伤情况，同时结合患者的一般情况、原发疾病特点、当地医疗机构的技术水平等综合决定患者的救治方案。

对于十二指肠肠壁穿孔者，需尽早行内镜下拔除支架并采用钛夹封闭肠壁破口操作，同期放置鼻胆管、鼻胰管、小肠营养管及鼻胃管以尽可能避免胆汁、胰液及食物对于肠壁破口的影响，必要时可联合腹腔脓肿穿刺引流术。穿孔较小、发现较早、无腹膜炎征象者可尝试拔除支架联合夹闭破口，短期内禁食，后期患者症状稳定，可逐渐开放饮食。然而，对于十二指肠穿孔较大，全身感染症状严重者，手术探查是唯一的治疗方式。

对于小肠肠壁穿孔者，由于内镜往往难以到达支架穿孔处，同时，进镜过程中的充气、牵拉肠管等动作可导致小穿孔变为大穿孔，因此不建议内镜下处理，应尽早行外科腹腔镜下探查，必要时行局部肠段切除。

对于结肠肠壁穿孔者，由于结肠内细菌含量高，导致的感染往往十分严重，部分患者可形成盆腔脓肿，因此需格外重视。对于部分症状稳定，感染情况不重者，可尝试行内镜下拔除移位的支架并夹闭肠壁穿孔，同时联合禁食、抗感染等治疗。对于感染症状较重，有腹膜炎征象者，需行手术探查。

对于出现肝脓肿者，多为支架向近端移位突破肝内胆管造成的局部感染，应尽早行内镜下支架拔除，同时运用足量、敏感的抗生素治疗。对于脓肿较大者，可联合采用经皮经肝脓肿穿刺引流术。

对于出现肝内血肿者，往往是由于向近端移位的支架突破肝内胆管后损伤了肝内血管引起，因此完善影像学检查明确损伤的血管类型极为重要。目前，对于支架移位引起肝内血肿的治疗经验极为有限，需结合受损血管的大小、患者一般状况选择合适的治疗方式，在紧急情况下，外科手术是唯一的治疗方式。

抗生素在由于支架移位引起的并发症治疗中具有重要作用。胆道感染、肝脓肿以及腹腔感染大多为肠腔内的细菌逆行感染或定植引起，一般为革兰阴性的大肠杆菌和肠球菌，常为多重细菌感染，严重时可引起脓毒血症及全身感染，甚至可引起感染性休克。早期应用广谱抗生素加强抗感染治疗。由于目前耐药菌越来越多，及早行血培养及胆汁培养，根据药敏结果及时调整抗生素的选择显得十分关键。

对于脱落的支架，如果是用于预防胰腺炎的双猪尾型短款塑料支架，患者多无临床症状，常常不会来院就诊，且此类支架大多数可自行排出。但目前大口径的金属支架运用越来越多，较大口径的金属支架以及较长的塑料支架无法经肠道自行排出，需内镜下取出。

（二）支架堵塞

由于支架堵塞会导致结石再发、梗阻性黄疸、急性胆管炎、胰管扩张以及急性胰腺炎等严重后果，对于长期放置的支架必须及时取出并更换。对于此类出现并发症的支架堵塞患者，拔除支架并疏通胆道或胰管是重要的治疗方法，合并感染时可联合使用抗生素等治疗。如无法取出支架，应采取措施缓解胆道梗阻或胰管扩张的情况，笔者曾遇到1例胰管支架堵塞、胰管扩张患者，由于十二指肠腔扭曲无法进镜取出支架，后行超声内镜下胰管穿刺引流术缓解了患者的胰管扩张情况。

（三）留置鼻胆管或鼻胰管引起消化道黏膜损伤

留置鼻胆管或鼻胰管均有可能会导致咽部黏膜损伤，若对于食管胃底静脉曲张的患者放置鼻胆管或鼻胰管，甚至会出现静脉曲张破裂出血的情况。缩短放置的时间、尽量选用内支架或选择柔软材质的鼻胆管或鼻胰管是可行的治疗方案。

七、典型病例

（一）胆道支架脱落致乙状结肠穿孔

患者，男性，79岁。因胆总管结石行ERCP术，术中置入10Fr胆道塑料支架1枚，术后4周突发左下腹疼痛，腹部CT显示胆道支架位于左下腹乙状结肠区域，并造成了穿孔（图15-1），腹腔镜探查证实塑料支架造成了乙状结肠穿孔（图15-2）。

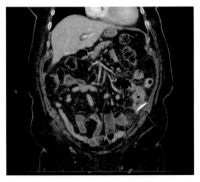

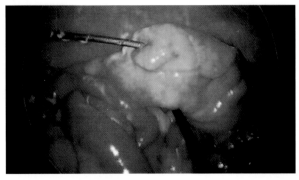

图15-1　腹部CT显示胆道支架位于左下腹乙状结肠区域，并形成穿孔

图15-2　腹腔镜探查证实塑料支架造成了乙状结肠穿孔

（二）胆道支架移位致十二指肠穿孔

患者，男性，57岁。因胆总管狭窄行ERCP术，置入2枚8.5Fr×15cm胆道塑料支架。2个月后患者出现发热、寒战和肝功能异常。内镜下见一枚支架向远端移位抵住乳头对侧的十二指肠壁，内镜下无法拔出支架（图15-3）。完善CT检查见支架远端突出十二指肠壁约1.5cm（图15-4），后再次内镜检查，先内镜下将支架剪断，再拔除嵌入十二指肠壁内的支架残端，破口用钛夹封闭（图15-5），患者预后良好。

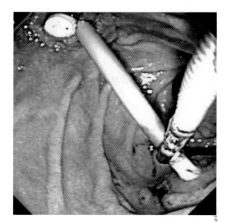

图15-3 内镜下及X射线下显示支架远端移位，内镜下取法取出

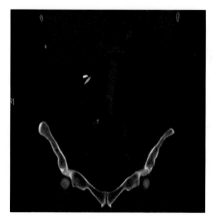

图15-4 腹部CT检查见支架远端突出十二指肠壁约1.5cm

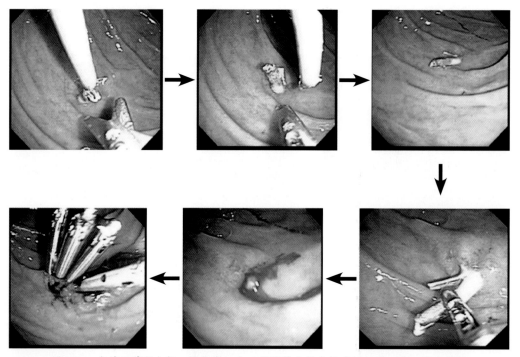

图15-5 内镜下剪断支架，拔除嵌入十二指肠壁内的支架残端，瘘口予以钛夹封闭

（三）胆道支架近端移位至下腔静脉

　　患者，男性，34岁。因胆总管结石行ERCP术，术中放置1枚7Fr×10cm塑料支架，2个月后患者因支架堵塞来院复诊，患者当时无任何不适症状，胸片提示支架近端移位至肝脏部分（图15-6），腹部CT提示胆总管和左肝管扩张，支架近端位于下腔静脉，远端位于肝总管（图15-7）。该例患者后转外科手术，术中探查发现胆道支架近端通过左肝管进入肝实质，支架远端位于肝门部（图15-8）。

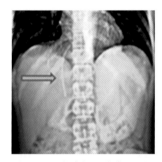

图15-6　胸片提示支架近端移位至肝脏部分

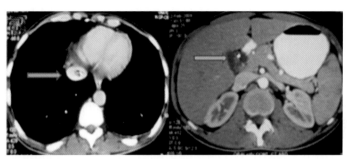

图15-7　腹部CT提示胆总管和左肝管扩张，支架近端位于下腔静脉，远端位于肝总管

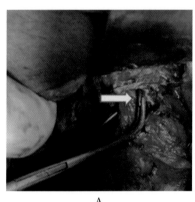

A

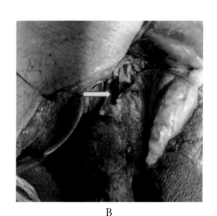

B

图15-8　术中探查发现胆道支架近端通过左肝管进入肝实质，支架远端位于肝门部

参考文献：

[1] 李鹏，王拥军，王文海. 中国ERCP指南（2018版）[J]. 中华消化内镜杂志，2018，35（11）：777-813.

[2] 张筱凤. 内镜下逆行胰胆管造影并发穿孔的诊断与治疗[J]. 中华消化内镜杂志，2011，28（10）：543-544.

［3］王新涛，邹多武，李兆申，等. 慢性胰腺炎患者胰管支架堵塞及其相关因素分析［J］. 中华胰腺病杂志，2010，10（4）：227-230.

［4］FARNBACHER M J，RADESPIEL-TRÖGER M，KÖNIG M D，et al. Pancreatic endoprostheses in chronic pancreatitis: criteria to predict stent occlusion［J］. Gastrointest Endosc，2006，63（1）：60-66.

［5］ARHAN M，ODEMIŞ B，PARLAK E，et al. Migration of biliary plastic stents: experience of a tertiary center［J］. Surg Endosc，2009，23（4）：769-775.

［6］JOHANSON J F，SCHMALZ M J，GEENEN J E. Incidence and risk factors for biliary and pancreatic stent migration［J］. Gastrointest Endosc，1992，38（3）：341-346.

［7］TARNASKY P R，COTTON P B，BAILLIE J，et al. Proximal migration of biliary stents: attempted endoscopic retrieval in forty-one patients［J］. Gastrointest Endosc，1995，42（6）：513-520.

［8］RICCARDI M，DETERS K，JABBAR F. Sigmoid diverticulitis and perforation secondary to biliary stent migration［J］. Case Rep Surg，2019，2019：2549170.

［9］BARAKAT M T，KOTHARI S，BANERJEE S. Cut and paste：Endoscopic management of a perforating biliary stent utilizing scissors and clips［J］. Dig Dis Sci，2018，63（9）：2202-2205.

［10］KUMAR V，RAJALINGAM R，SALUJA S S，et al. Unusual proximal migration of biliary plastic endoprostheses into the inferior vena cava［J］. Am Surg，2012，78（12）：520-522.

（陆　磊）

第十六节
网篮嵌顿及断裂

ERCP越来越成为临床治疗胆总管结石和胰管结石的首选方式。在一家中心近5年的统计中，胆总管结石患者通过ERCP术治疗并取得治愈的比例占该病种的97.2%，而对于胰管结石，这一比例达到98.4%，这些统计结果和国际指南接近。随着此类手术病例数的增加，网篮嵌顿、断裂的情况也随之增多，是常见的ERCP围手术期并发症。

所谓ERCP网篮嵌顿或断裂，就是指在ERCP术中使用金属网篮进行取石过程中，由于各种原因导致网篮抓取结石后无法松解也无法拖拽出胆总管的状况。术者和助手失去对网篮的操控能力，甚至在尝试机械碎石过程中产生网篮钢丝断裂等情况。

近期的研究结论指出，在ERCP术中出现网篮嵌顿的发生率是很少的（0.6%～0.8%）；在以前的报道中，这种并发症的发生率达到5.9%，发生率的下降与内镜治疗技术的进步有一定的关系。

一、网篮嵌顿及断裂发生的常见原因

（一）困难结石

以往部分研究者认为胆总管结石直径大于20mm，极易导致结石在十二指肠乳头部位形成嵌顿，认为应该是ERCP的禁忌证。虽然这在当今已经可以通过多种途径使得结石体积减小，而适应ERCP的操作，但也反映了结石大小对嵌顿产生的决定性作用，尤其是直径超过15mm的结石。同样，胰管内结石体积超过10mm的也属于困难结石（图16-1～图16-4）。

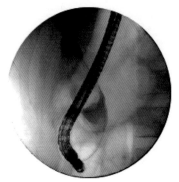

图16-1 胆总管铸型结石图

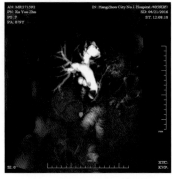

图16-2 胆总管下端巨大结石

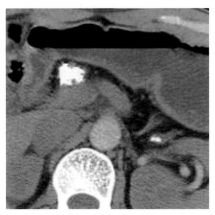

图16-3 胰腺颈部胰管内巨大结石

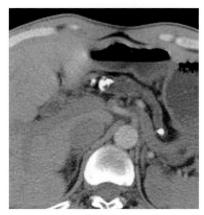

图16-4 胰腺颈部及尾部胰管内结石

（二）多发甚至充满型结石

多发结石往往导致网篮一次性抓取结石过多，由于结石聚集后体积过大、边缘容易形成多边不规则形，极易导致网篮和结石嵌顿。尤其当胆管或胰管内充满结石时，不仅缺乏网篮的操控空间，还由于造影剂分布不均，对结石分布、大小等特征显影欠佳，导致对管腔内情况读片及判断失误，更易形成嵌顿且难以摆脱困局（图16-5，图16-6）。

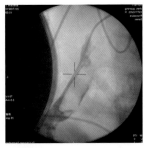

图16-5　胆总管铸型结石

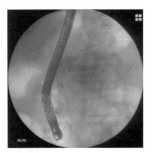

图16-6　胰管多发结石

（三）胆总管或胰管狭窄

胆总管下端狭窄和胰管远端近乳头部位狭窄是导致嵌顿的主要原因之一，尤其是远端胆管狭窄长度超过10mm、使用柱状气囊仍无法充分扩开的狭窄段，如果结石直径超过管径最狭窄处，也就是结石直径和管径最窄处比例超过1.0，就极易形成网篮嵌顿（如图16-7、图16-8中提示的胆总管中的下段狭窄）。

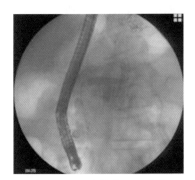

图16-7　胆总管中下段狭窄

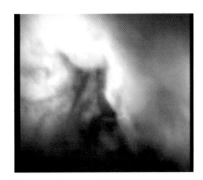

图16-8　Spyglass所见胆总管炎性狭窄

慢性胰腺炎，尤其是有长期病程的慢性胰腺炎患者（病程超过2年）狭窄部位使用柱状气囊或扩张导管的扩张效果均不够理想，更容易导致结石和网篮的嵌顿。同时，胰管扭曲、扩张往往与胰管狭窄同时存在，这种状况下，嵌顿的网篮更难松解（如图16-9、图16-10中提示的胰管狭窄伴不规则扩张）。

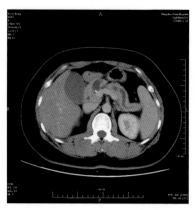

图16-9　胰管狭窄伴不规则扩张

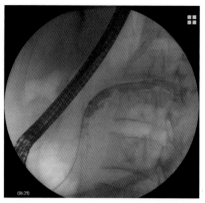

图16-10　胰腺头颈部胰管狭窄伴体尾部胰管扩张

因而，对于困难胆总管结石（多发、直径大于1.5cm等）合并胆总管下端狭窄的病例，以及胰管结石合并胰管狭窄的病例，网篮取石是常用的手段，因而也容易在ERCP围手术期出现取石网篮嵌顿的并发症。

二、网篮嵌顿的部位及网篮断裂的常见位置

典型的胆总管结石及网篮嵌顿常发生在十二指肠乳头，胰管结石者则好发于胰管远端开口接近十二指肠乳头部或胰管狭窄处。除非是胆管充满型结石患者，网篮嵌顿很少发生在肝内胆管以及胆囊管中。83%的结石及网篮嵌顿发生在胆总管。

近50%的ERCP术中结石及网篮嵌顿的病例选择采用机械碎石方法，力图解决嵌顿，虽然能一定比例解决嵌顿问题，但34%的网篮断裂病例仍无法解决网篮的嵌顿，甚至使得情况更为危急，不得不寻求外科手术的帮助。同时机械碎石也是网篮出现断裂的主要原因，据统计，89%的体内网篮断裂直接与机械碎石有关。结石的嵌顿程度、结石的大小、结石的直径与胆管内径的比例等因素与机械碎石的成败都有一定的相关性。同时，胰腺结石的机械碎石并发网篮破裂比例明显要高于胆管结石（11.6% vs 3.6%），这与胰管结石质地更为坚硬有直接的关系。

网篮断裂主要分布于以下几处：①32%的病例发生于机械碎石器手柄处。②65%的病例断裂发生在网篮钢丝，导致网篮破裂，这部分网篮断裂还会引起胆管的损伤以及穿孔等并发症。③极少数是手柄和网篮之间的钢丝束产生断裂，这部分钢丝断裂主要处于内镜钳道内，虽然对胆道没有直接的损伤，却是最难通过内镜方法解决的类型。

三、解决网篮嵌顿及断裂的主要方法

（一）预防结石网篮嵌顿

必须指出，绝大多数结石网篮嵌顿第一时间是可以"逃脱"的。我们积累的经验是，对于可能发生结石网篮嵌顿的病例，应该首先考虑用内镜操作技巧，预防或摆脱结石嵌顿的困境。

具体技巧如下：首先，如果胆总管有多发结石的情况下，取石网篮应由远端胆管逐步向肝门部方向清理结石，避免在远端胆管内尚存在结石阻挡的情况下，取石网篮已经套取上段胆管结石，这样即使套取的结石不大，也很难通过下端的障碍。其次，在出现结石网篮嵌顿、无法通过下段胆管或十二指肠乳头时，切不可再次盲目用力拽拉网篮，一方面容易造成胆管下端或乳头部位的穿孔，另一方面也容易造成无法松解的嵌顿。

当估计即将出现结石网篮嵌顿时，或者已经开始尝试用力拽拉网篮以突破狭窄段时，内镜专家的评估就显得尤为重要。如果评估无法进一步操作时，应该立刻将网篮退回胆总管中上段，并且在接近肝门部或者是胆管最为扩张的部位，适当用力将网篮导管进一步向胆管内顶入，使得头端网篮钢丝松解并变形呈勺状，力争将结石从网篮中脱出或部分脱出，同时立刻嘱咐助手尝试逐步收回网篮钢丝。当助手彻底回收网篮钢丝，全部收入网篮导管内，说明嵌顿困境解除。我们的统计，这样的方法解除结石网篮嵌顿的成功率达到75%，在胰管结石甚至能达到85%左右。

（二）进行镜内或镜外的机械碎石

进行机械碎石来补救网篮嵌顿是我们最常用的方式，因为它相对安全，同时容易操作且成功率也较高（图16-11～图16-15）。不过，不管是采用镜内碎石网篮还是镜外碎石网篮，机械碎石采用的网篮本身也存在着断裂的风险，据统计，取石网篮体内钢丝断裂，89%就是发生于机械碎石网篮上。绝大多数的断裂是发生在碎石网篮的手柄处，其次是网篮头部分支钢丝的焊接

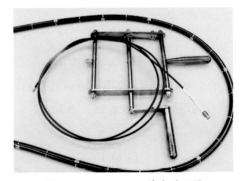

图16-11 Soehendra镜内碎石器

点，极少的病例发生在中部的钢丝束，但是一旦发生这种情况也是最难解决的，往往需要通过外科手术来解决困境。部分欧美的医疗中心开始用腹腔镜来解除胆管内的网篮嵌顿，但是研究结果认为手术成功率与再次补救性ERCP类似。

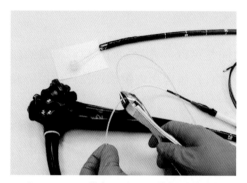

图 16-12　网篮套取结石，剪断网篮手柄

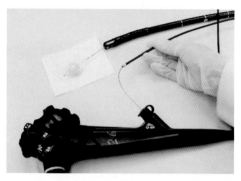

图 16-13　撤去网篮的特氟龙外鞘，将钢丝穿入 Soehendra 碎石器鞘管内

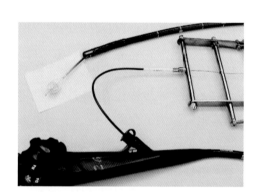

图 16-14　碎石器鞘管伸入钳道并靠近结石，网篮钢丝穿入碎石器手柄，固定于摇把的轴心中央

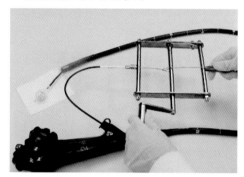

图 16-15　缓慢转动碎石器摇把带动钢丝缠绕于中轴上，逐步短缩钢丝以增加网篮头部张力

（三）体外震波碎石（extracorporeal shock wave lithotripsy, ESWL）

解决结石网篮嵌顿的方法，以往欧美研究中心提出的建议主要是运用体外震波碎石。运用体外震波碎石可以将结石粉碎，碎石成功率达到92%，再采用ERCP术将碎石清理干净（图16-16，图16-17）。

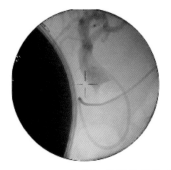 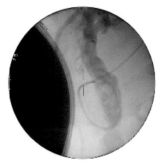

图16-16　ESWL之前胆总管铸型结石　　　图16-17　ESWL之后胆总管铸型结石得以粉碎（仅
　　　　　　　　　　　　　　　　　　　　　　　　一次胆总管体外冲击波碎石，能级4级，5959次）

（四）胆道内或胰管内激光碎石术

以上几种方法都失败的话就需要考虑进行补救性的胆道内激光碎石，因手术往往需要再次行胆总管插管，由于网篮和结石常常一起嵌顿于胆总管下段，甚至是十二指肠乳头部，插管困难，进而导致补救失败。而且这些补救的措施往往只能在一些具备相关技术和器械的中心医院才能进行，所以常导致患者被迫转院治疗，但对患者来说，任何的延误都有可能导致后续的急性术后胰腺炎、胆管炎，甚至是脓毒血症的发生。

另外，也可以考虑外科手术胆管探查。或许对手术能起到增益效果。

（五）进一步行十二指肠乳头括约肌切开术或球囊扩张术

ERCP总体的出血并发症发生率为1.3%，而meta分析总结指出十二指肠乳头括约肌切开术以及球囊扩张术后，出血的发生率就接近1.2%，所以对于网篮嵌顿的患者，考虑进一步用扩大切开的方式时，要特别注意避免出血的发生。同时进一步切开会产生一定的热效能，这种能量容易通过嵌顿的网篮钢丝，传导至周围组织，进而引起胆道损伤。十二指肠乳头球囊扩张，并不能作为解决网篮嵌顿的首选方法，不过在胆管下端狭窄的病例上可以做一些尝试。

以上是基于多家欧美医疗中心的研究以及本中心多年操作统计的结果。90%以上的嵌顿不能解脱的患者可以通过上述方法解决，近10%的病例接受了外科手术治疗。从这些结论，结合我们积累的经验，强调第一时间摆脱嵌顿困境，对于结石网篮嵌顿不能解除的病例，应注重内镜手术技巧、碎石器械或ESWL的合理运用，力争安全解决。当前，对结石数目、大小、密度准确评估后通过支架置入、ESWL、激光及液电技术设备带来的碎石方式等，正使得网篮嵌顿及断裂的并发症越来越少。

四、典型病例

（一）病例1

患者，男性，69岁。因"急性上腹痛伴皮肤发黄2天"入院，否认既往特殊基础疾病史。入院时生命体征稳定，血肝功能化验结果提示：TBil 134μmol/L，DBil 78.2μmol/L，ALT 219U/L，γ-GT 677U/L；血常规示白细胞计数10.2×10⁹/L，C反应蛋白45mg/L；B超和磁共振胰胆管成像（MRCP）提示"胆总管轻度扩张，胆总管直径10mm，胆总管中断，可见结石影，结石直径10mm，胆囊肿大，胆囊壁未见增厚，胆囊内多发结石"。择期行ERCP，插管困难，标准插管不能成功。而凭借针型刀预切开后导丝进入胆总管，造影提示：胆总管中上段扩张，直径10mm，胆总管中下段轻度狭窄，直径6～8mm。十二指肠乳头做扩大切开以后用取石网篮（2mm×3mm）顺利将结石套入，但嵌顿于胆管中下段，取石网篮不能顺利拽出（图16-18），被迫行经镜内碎石器碎石，过程中碎石器手柄处钢丝断裂，庆幸结石已碎裂（图16-19），但网篮连同结石形成的复合体仍无法拖拽出胆总管。

取出十二指肠镜，重新进镜，之前置入网篮在口外用手轻轻固定住。重新胆总管插管成功，沿着导丝插入8.5Fr的扩张导管轻轻将嵌顿网篮成功推向胆总管上段（图16-20），再换CRE柱状球囊在胆管中下端狭窄处扩张到1.2cm直径，撤去切开刀和导丝，置入3mm×4mm取石网篮，将之前网篮及结石复合体顺利套取后慢慢拽出十二指肠乳头（图16-21），在降部松解两个网篮，从口腔直接慢慢拉出之前置入的网篮，以新置入网篮继续取尽胆总管残余结石后置一枚入圣诞树型胆管塑料支架（8.5Fr×9cm）。

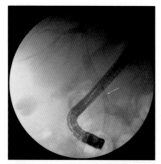

图16-18　网篮取石过程中发生嵌顿

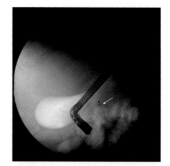

图16-19　镜内碎石中网篮手柄处断裂后头部状态

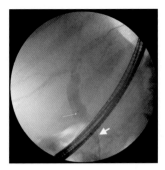

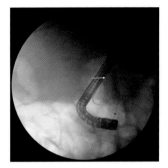

图 16-20　扩张管推动嵌顿网篮
及结石复合体至扩张的胆管位置

图 16-21　十二指肠乳头扩张后
重新置入网篮取出嵌顿复合体

（二）病例 2

患者，女性，55 岁。因"反复中上腹痛 3 个月"第二次入院行择期第二次计划的 ERCP，以完成胆总管结石的内镜下取出术。其 3 个月前，在本院确诊胆总管结石合并胆总管扩张，胆囊多发结石。由于胆总管多发结石，最大者位于胆管中段且直径约 2.0cm，超过胆总管中下段管径，故首次 ERCP 中做了 EST 及单支胆总管塑料支架置入治疗。再次 ERCP 拔除支架，进一步对十二指肠乳头做扩大切开，但造影提示胆总管最大结石直径仍和首次 ERCP 时造影结果类似，进入胆总管的取石网篮被直径 2.0cm 的圆形结石嵌顿，无法松脱（图 16-22）。

采用镜外碎石法，剪断网篮手柄处钢丝，取出聚乙烯外鞘，镜外碎石器的金属鞘管沿着网篮中心钢丝进入十二指肠并在透视下定位并逐步靠近嵌顿结石，钢丝口侧端连接并固定于机械碎石机手柄的中轴上。随着转动手把，钢丝张力稳步上升，但尚未完整碎石的时候，网篮的一股钢丝突然断裂，不能继续完成碎石，且结石与网篮嵌顿于胆总管中下段不能拔出（图 16-23）。

重新插入十二指肠镜，选择取碎石一体式网篮，套住之前置入网篮与结石的复合体（图 16-24），通过经内镜钳道的碎石器继续碎石成功，通过向下拉动第二个网篮，将断裂的网篮及结石一起拖入十二指肠降部，分离结石和网篮并顺利取尽结石（图 16-25），患者恢复顺利。

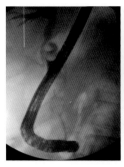 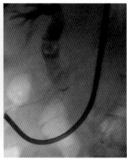 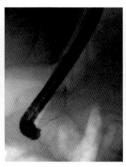 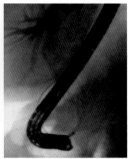

图 16-22　网篮取石过程中发生嵌顿　　图 16-23　镜外碎石中网篮头部断裂伴嵌顿状态　　图 16-24　重新置入取碎石一体网篮　　图 16-25　镜内碎石成功后取出嵌顿复合体

参考文献：

［1］ MATSUSHITA M，TAKAKUWA H，MATSUBAYASHI Y，et al．Through-the-endoscope technique for retrieval of impacted biliary baskets with trapped stones［J］．Am J Gastroenterol，2004，99（6）：1198-1199.

［2］ DRAGANOV P，CUNNINGHAM J T．Novel "through-the-endoscope" technique for removing biliary stones trapped in a retrieval basket［J］．Endoscopy，2002，34（2）：176.

［3］ BORGAONKAR M．Impacted biliary basket［J］．Gastrointest Endosc，2005，62（3）：474.

［4］ RYOZAWA S，IWANO H，TABA K，et al．Successful retrieval of an impacted mechanical lithotripsy basket: a case report［J］．Dig Endosc，2010，22 Suppl 1：S111-S113.

［5］ KHAWAJA F I，AHMAD M M．Basketing a basket: A novel emergency rescue technique［J］．World J Gastrointest Endosc，2012，4（9）：429-431.

［6］ ATTILA T，MAY G R，KORTAN P．Nonsurgical management of an impacted mechanical lithotriptor with fractured traction wires: endoscopic intracorporeal electrohydraulic shock wave lithotripsy followed by extra-endoscopic mechanical lithotripsy［J］．Can J Gastroenterol，2008，22（8）：699-702.

［7］ BENATTA M A，DESJEUX A，BARTHET M，et al．Impacted and Fractured Biliary Basket: A Second Basket Rescue Technique［J］．Case Rep Med，2016：621-646.

［8］ PAYNE W G，NORMAN J G，PINKAS H．Endoscopic basket impaction［J］．Am

Surg，1995，61（5）：464-467.

［9］NEUHAUS H，HOFFMANN W，CLASSEN M. Endoscopic laser lithotripsy with an automatic stone recognition system for basket impaction in the common bile duct［J］. Endoscopy，1992，24（6）：596-599.

［10］YILMAZ S，ERSEN O，OZKECECI T，et al. Results of the open surgery after endoscopic basket impaction during ERCP procedure［J］. World J Gastrointest Surg，2015，7（2）：15-20.

［11］BARON T H，RICHARD A K，CARR-LOCKE D L. ERCP［M］. Philadelphia，PA.：Saunders/Elsevier，2008.

［12］HLAING C，TARNASKY P，HAMBRICK D. Laser lithotripsy to treat basket impaction during mechanical lithotripsy of a pancreatic duct stone［J］. JOP，2012，13（1）：101-103.

［13］KWON J H，LEE J K，LEE J H，et al. Percutaneous transhepatic release of an impacted lithotripter basket and its fractured traction wire using a goose-neck snare: a case report［J］. Korean J Radiol，2011，12（2）：247-251.

［14］HOCHBERGER J，TEX S，MAISS J，et al. Management of difficult common bile duct stones［J］. Gastrointest Endosc Clin N Am，2003，13（4）：623-634.

（周益峰）

第三章

术后远期并发症

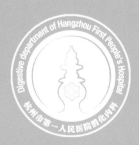

第十七节

胆总管结石复发

一、概述

ERCP作为胆总管结石治疗的首选微创治疗方法已经得到公认，但是ERCP术后胆总管结石复发问题仍困扰着医务工作者和患者，ERCP清除结石后结石复发率仍较高，此外对于原本无结石的患者，EST术后或支架术后也存在着结石再发的可能性。胆总管结石复发的相关因素非常多，较早的观点认为，ERCP取石后复发的胆总管结石与原发性胆总管结石的形成机制相同，即胆管感染是主要因素，胆汁淤积是必要条件。而现有研究表明，复发结石成分主要为胆色素结石且与术前结石性质无相关。因此，有理由认为ERCP术后可能对复发结石的成石环境造成了干扰和影响，从而导致复发结石的性质与术前原发结石的性质不尽相同。

二、流行病学

目前ERCP清除结石后结石复发率文献报道差异较大，总体复发率较高，多篇文献报道复发率4% ～ 24%，而杭州市第一人民医院消化中心统计的结石复发率达35.8%。

三、危险因素

（一）年龄因素

有相关文献报道，高龄患者（＞65岁）胆总管结石复发率高达30%，具体机制尚不清楚，可能的因素有：

1. 可能与老年人多合并十二指肠乳头旁憩室有关。文献报道十二指肠乳头旁憩室发病率为39.2%，并存在更多的ERCP术中并发症。

2. 高龄患者常有代谢综合征（如脂质代谢障碍），易诱发胆固醇结石。

3. 高龄患者胆管壁的弹力纤维老化，胆管运动功能及基础生理压力下降，易出现生理性或非梗阻性扩张，导致胆汁排泄不畅。Keizman等认为对于高龄患者，ERCP术后常规随访预防胆总管结石的复发较年轻患者更为需要。杭州市第一人民医院消化中心统计70岁以上患者十二指肠乳头旁憩室发病率为26.9%，比国外相关文献报道的低，可能与统计平均年龄比国外低以及国内外饮食习惯、生活习惯的差异有关。

（二）胆道感染

胆道感染是ERCP术后胆总管结石复发的独立危险因素。胆道感染以肠道细菌为主，在细菌酶促作用下，胆固醇溶解能力降低，更易析出，导致结石复发。细菌在淤积的胆汁内停留繁殖，并释放出大量的 β-葡萄糖醛酸苷酶，可使正常存在的水溶性结合胆红素解离为游离非结合胆红素，与胆汁中的钙结合形成不溶于水的胆红素钙颗粒即胆石。复发的结石大多为胆色素结石，与原发结石的性质无明显关系，进一步验证了胆道感染是结石复发的危险因素。胆道感染通常分为：

1. **胆道逆行感染**　一般发生于Oddi括约肌切开术（EST）后，Bergman等研究发现，EST术后Oddi括约肌功能丧失与胆道系统慢性炎性反应共同促进结石的复发。

2. **胆道残余感染**　内镜取石后，胆道原有的感染并没有因结石的取出而消失，将持续存在一段时间。残余的感染引起胆道黏膜充血、水肿甚至溃疡出血，促进结石的复发。

（三）十二指肠乳头旁憩室

文献报道十二指肠乳头旁憩室发病率为39.2%，并存在更多的ERCP术中并发症。

杭州市第一人民医院消化中心研究中70岁以上患者十二指肠乳头旁憩室发病率为26.9%。十二指肠乳头旁憩室（PAD）易致结石复发目前公认原因是：

1. PAD邻近胆胰管汇合处，大多数PAD处于胰头后方或伸入于胰腺实质，致胆胰管引流不畅。

2. PAD肠壁肌层发育异常、退行性改变及乳头开口位置异常等原因影响了正常的胆道压力，引起肠胆反流或胆汁引流不畅，易导致细菌滋生，引起胆道反复感染和结石复发。

3. 孟宪梅等认为十二指肠憩室对肠壁的牵拉刺激，可引起肠壁感觉神经末梢释放抑制胃肠运动的神经递质，从而使胃肠蠕动减慢，肠内容物排空延缓，并能直接抑制Oddi括约肌及胆胰管收缩，可引起细菌过度生长及胆道动力紊乱，这些均是胆道细菌感染的诱发因素。由于PAD炎性反应长期刺激，Oddi括约肌收缩、扩张功能紊乱，引起胆汁淤积，易致胆道逆行感染和胆汁代谢发生改变，引起胆总管结石复发。有报道称，憩室内积液过多，切开后易造成肠液反流，也易导致结石复发。

（四）EST术后的影响

EST会造成括约肌功能不可逆的损伤或完全丧失，而括约肌主要功能是调节胆囊充盈、控制胆汁和胰液排出、维持胆管和胰管内压力，以及防止十二指肠-胆道、十二指肠-胰管和胆道-胰管之间的反流。部分切口远期形成孔洞机制不明，但似与切开大小有关。研究发现做乳头大切口者结石复发率明显高于小切口者，同时也发现复发组58例开口呈孔洞状，特别是乳头大切口者孔洞多且大，更易发生肠液反流至胆道而形成结石，切开过小易发生狭窄，显然也易使结石复发，故乳头切开时应尽可能避免盲目随意的大切开和过小的切开。对于巨大结石者，可行EST＋EPBD，可保留部分Oddi括约肌功能，减少反流。

（五）胆囊切除及胆道手术后

Ando等研究发现ERCP前无胆囊结石者复发率较有胆囊结石者低，而ERCP前胆囊切除者较ERCP取石后胆囊切除者复发率高，因而认为胆囊的保留与结石的复发具有相关性，可被认为是一个独立的危险因素，无结石胆囊的存在有利于胆道的冲洗，预防新结石的形成。Chan等认为由于食物刺激引起胆囊收缩，胆汁大量的排泄还可起到胆道廓清的作用，可有效防止结石的形成。然而，也有文献报道，ERCP取石后未切除胆囊，其胆总管结石复发率为11.6%～21.4%，切除胆囊后降至6.7%～8.9%。故其对术后结石复发是否构成确定危险因素仍具有争议。

目前，在 ERCP 不成熟或未普及的地区，外科手术仍是治疗胆总管结石的有效手段。然而外科手术创伤大，对患者身体状况要求较高，在复发次数较多的病例中，可重复性较差。有研究提示胆总管结石复发组多有胆道手术史，明显高于未复发组。多因素分析亦提示胆道手术是复发的独立危险因素。胆道术后胆总管结石易复发可能的原因有：

1. 术中放置 T 管，易发生压迫性胆道上皮细胞坏死、瘢痕化致胆管狭窄。

2. T 管放置位置不当使胆总管受牵拉失去原先正常的解剖位置，使胆总管形态异常，甚至扭曲成角。

3. 当胆汁排泄不畅时，细菌、脱落的细胞等亦构成结石的核心，为结石的复发创造条件。亦有病例报道，经胆道子母镜确认，胆道切开术后反复胆总管结石复发与胆道缝合时缝线残留相关，内镜下剪除缝线后结石未再复发。因此，对于胆总管结石患者，如无明显 ERCP 禁忌证，应优先考虑内镜微创处理，可明显降低因外科手术胆道损伤带来的胆总管结石复发及再次手术创伤的风险。

（六）胆总管直径

胆总管扩张是目前较公认的结石复发的危险因素，胆道流体动力学方面研究发现，胆囊收缩和胰腺泡的分泌压是胆汁流出动力源，正常情况下，在括约肌的控制下胆汁的排出属湍流，但胆总管扩张时胆总管平滑肌回缩力降低，胆管运动功能降低，局部造成涡流，胆色素析出作为新结石的核心，从而导致结石复发。也可能与胆汁静力学发生改变有关，静力降低后流速缓慢而胆汁中有形成分发生沉积。杭州市第一人民医院消化中心统计的结果：复发组胆总管宽度明显大于未复发组，胆管内结石量多，特别是伴有肝内胆管扩张或胆总管末端狭窄又伴结石时，难以取净，取石后在短期（5年）内复发率也很高。然而对于胆总管直径扩张多少会升高结石复发率，目前尚无统一标准。

胆管狭窄造成胆汁排泄障碍，引起胆总管结石复发。临床上造成胆管狭窄的原因通常有：操作者未充分切开 Oddi 括约肌致胆管下端狭窄、胆总管慢性炎性反应、术后形成瘢痕挛缩导致乳头括约肌狭窄等。

（七）结石数量及大小

Broughan 等专家认为胆总管结石复发与结石数量有密切关系，他认为多发结石多为胆固醇性结石或混合性结石，微小结石核心无法通过胆总管造影发现。有学者研究发现，胆管内超声检查能发现胆管造影所不能发现的小残留结石，ERCP取石后行胆管内超声检查组结石的复发率显著低于未行超声检查组，间接提示了未被发现的残余结石可能为引起术后胆道结石复发的原因。刘永国等研究表明胆总管结石≥10枚或泥沙样结石患者复发率较单发结石患者高。研究发现，胆总管结石数量>1枚或合并泥沙样结石的患者较单发结石患者更易复发。对于这类患者，多建议ERCP术后行气囊清扫或内镜下鼻胆管引流术（ENBD）、胆道冲洗。如结石反复发作而无其他危险因素，有条件的可进一步进行超声内镜检查确认取尽结石，避免复发。发现胆总管黏膜内嵌顿的小结石而又无法用气囊清扫或冲洗出者，可以行胆道子母镜取石。

有报道显示结石越大的患者复发率越高，主要是因为结石大，胆管扩张，正常的胆管功能受损，胆汁排泄和分泌障碍，细菌滋生，进一步引起结石的复发。党彤等认为，对于较大的结石，在术中一般先采取碎石术将较大结石机械粉碎成较小结石后再行取石，而碎石后细小的结石可能引起机械摩擦导致乳头水肿，残石嵌顿胆总管引起胆道引流不畅而诱发胆道感染，也可能产生大量胆泥和碎石且清理不净，从而又可以成为再发结石的核心。

（八）乙型肝炎病毒（HBV）或寄生虫感染

目前有研究显示，HBV可以存在于胆道系统，造成免疫损伤，破坏黏膜屏障，引起局部防御能力下降，进而引起细菌感染，为结石的复发创造了条件。有文献报道，HBV在肝细胞内复制，使其受损坏死，进而释放大量 β - 葡萄糖醛酸酶入血和胆汁，促进结石的复发。寄生虫可直接损伤胆管黏膜，造成胆管壁狭窄、增厚，引起胆汁淤积，另外虫卵、虫体可形成胆结石的核心部分，促进结石的复发。

（九）其他

随着ERCP技术的发展，目前临床上对于胰胆管合流异常（PBM）日益重视，PBM患者胆结石高发，且内镜取石后易复发。其原因是PBM时胰液反流，激活胰脂肪酶，降解三磷酸甘油酯为甘油和硬脂酸，其中硬脂酸与钙结合形成硬脂酸钙结石，而甘油则氧化成柠檬酸，进一步与钙结合成柠檬酸结石，促进胆石复发。此外PBM会造成胆总管下端与十二指肠夹角改变，Keizman等专家研究发现胆总管夹角≤145°会显著增加内镜取石术后胆总管结石复发的风险。

四、临床表现

胆总管结石复发的临床表现基本与初次发作的胆总管结石相似，主要是胆总管梗阻和相伴发生的急性化脓性胆管炎。典型的临床表现为Charcot三联症：上腹绞痛、高热寒战及黄疸。若胆管下端梗阻完全，胆囊管通畅，可表现右上腹有肿大压痛的囊性包块；肝脏呈对称性、弥漫性肿大、压痛；若就诊较晚或未予以及时有效解除梗阻，感染进一步加剧，将会有全身毒血症和脓毒症休克致重症急性梗阻化脓性胆管炎（AOSC），进而导致严重的并发症甚至危及生命。

五、预防

对于胆总管结石复发主要的原因可能还是胆道感染，有胆道残余感染的患者，应解除胆道梗阻或狭窄，恢复胆汁正常引流，积极使用抗生素控制细菌感染。药物上还可以应用熊去氧胆酸（UDCA），UCDA可能在胆汁中通过小分子的酸性稳定蛋白［包括抗核周因子（APF）］来调控胆道胆固醇结晶和液态胆汁中钙盐的析出，减少细菌在胆道淤积繁殖后 β-葡萄糖醛酸苷酶的释放，抑制胆汁中水溶性结合胆红素解离为游离非结合胆红素，胆汁中非结合胆红素降低可使非结合胆红素与Ca^{2+}不能达到浓度积，不易发生胆红素钙沉淀，起到防治胆红素结石的作用。

对于存在胆道狭窄者，我们的经验是复发组合并胆道狭窄比例明显高于未复发组，目前杭州市第一人民医院消化中心实行圣诞树或猪尾支架治疗，定期随访的治疗方案对于预防复发的效果较好。放置支架一方面能使胆汁引流通畅，减少胆道感染的发生，另一方面也能督促患者定期复查，早发现早治疗没有症状的复发结石。

对于大结石，可行乳头大口径气囊扩张取石，尽量完整取出结石，避免进行机械碎石，减少结石的复发，目前还可以通过体外震波碎石对巨大结石进行碎石后再取石，可避免结石乳头嵌顿，反复碎石，也可避免进行过大的乳头扩张，都可以减少术后结石复发。

对于HBV感染的患者，积极治疗HBV，能减少结石的复发；有寄生虫的胆总管结石患者，应予以吡喹酮治疗配合内镜取石，是预防胆管结石治疗后再复发的一个重要措施。

患者饮食中脂肪和蛋白质的含量对胆总管结石的复发有重要的意义，低脂肪、低蛋白饮食的患者结石复发率更高。血清胆固醇水平升高也是胆总管结石复发的危险因素。高胆固醇血症时，血清胆固醇可由肝细胞转运分泌至胆汁中，当胆汁中胆固醇浓度过高时易形成结晶析出，导致结石复发。有文献报道胆总管结石ERCP术后服用熊去氧胆酸能有效预防胆总管结石的复发，其可能机制是降低血胆固醇。

随着对复发结石原因研究的深入，在治疗复发结石的同时，人们也越来越重视病因学的治疗，治疗胆道感染、解决胆道梗阻、改善胆道动力等。不仅要重视取净结石以治标，还要积极治疗病因以治本，标本兼治才能真正解决复发性胆总管结石。

六、治疗

胆总管结石复发，治疗仍首选ERCP。但是操作过程中与初次发作有所不同，首先因原始乳头已经切开，因而插管过程通常较为顺利。如果复发时间较短，复发结石大多硬度不大，即使结石较大也仍能用网篮碎石。但是应注意由于乳头既往切开，可造成乳头在塑形过程中血管再生，故再次扩大切开或柱状气囊扩张时可能较易出血，应值得警惕。

七、典型病例

患者，女性，85岁。因"腹痛1周"于2017年3月10入院。当地医院查上腹部B超显示：胆囊切除术后肝内外胆管扩张，胰脏形态增大伴主胰管略扩张。血常规显示：白细胞计数5.16×10^9/L，中性粒细胞比例62.5%；C反应蛋白13.4mg/L。入院诊断：①胆总管结石，急性胆管炎；②胆囊切除术后；③白内障。入院后行ERCP。结果显示：乳头圆形，胆管、胰管分别开口，开口绒毛状，标准插管成功，胆总管明显扩张，最宽约1.3cm，其内可见多发结石影，拔除鼻胆管，行常规ERCP术，做乳头处切开0.7cm，柱状气囊扩张胆管下段至0.8cm，随后通过网篮取出多枚黑色结石，另可见少量脓样胆汁排出，术毕做ENBD，切缘无出血（图17-1）。

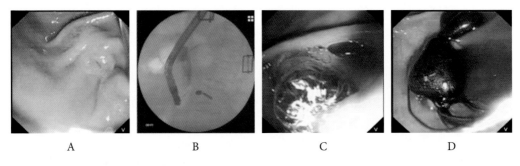

| A | B | C | D |

图17-1　2017年3月入院手术内镜检查

患者因"恶心、呕吐伴发热、尿黄12小时余"于2019年4月30日入院。2年前因胆总管结石行ERCP取石诊断为急性化脓性胆管炎，行ERCP，用网篮取出多发结石及大量脓液，术毕置入无襻塑料支架（8.5Fr×5cm），支架引流通畅（图17-2）。

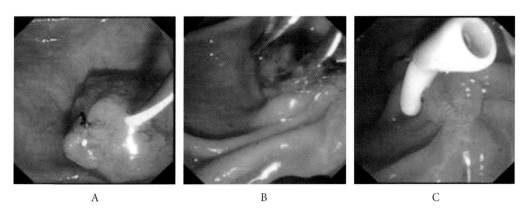

图 17-2　2019年4月入院手术内镜检查

患者因"上腹痛1周伴发热、尿黄2天"于2019年10月19日再次入院。ERCP下，于十二指肠降部见主乳头，乳头上方见一瘘口形成。胆管造影胆总管明显扩张，抽出脓性胆汁。患者情况较差，行ENBD，病情稳定后再次ERCP，胆管造影胆总管扩张，胆树行走自然柔和，胆总管见较大充盈缺损，因结石巨大，置入圣诞树塑料支架（8.5Fr×9cm）。后二次更换胆道支架（图17-3）。

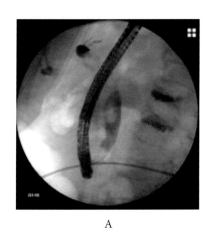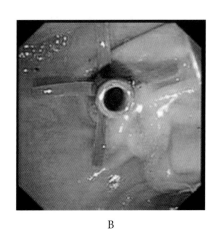

图 17-3　2019年10月入院手术内镜检查

分析：该患者高龄，有胆囊切除术史，且胆总管扩张明显、多发结石，二者都是胆总管结石复发的危险因素，而ERCP中行EPBD后十二指肠乳头括约肌功能破坏也是导致结石复发的原因之一。

参考文献：

［1］FRITZ E，KIRCHGATTERER A，HUBNER D，et al. ERCP is safe and effective in patients 80 years of age and older compared with younger patients［J］. Gastrointest Endosc，2006，64（6）：899-905.

［2］顾伟刚，杨建锋，张啸，等. 内镜取石术后胆总管结石复发因素分析［J］. 中华消化内镜杂志，2013，30（4）：197-201.

［3］KIMURA Y，TAKADA T，STRASBERG S M，et al. TG13 current terminology, etiology, and epidemiology of acute cholangitis and cholecystitis［J］. J Hepatobiliary Pancreat Sci，2013，20（1）：8-23.

［4］黄海涛，王晖，杨晶，等. 熊去氧胆酸在预防胆管结石再发中的临床研究［J］. 中国内镜杂志，2014，20（12）：1255-1258.

［5］蒋楠，张啸，张筱凤，等. EST 后远期胆总管结石复发危险因素分析［J］. 浙江实用医学，2012，17（1）：41-42.

［6］TSUJINO T，KAWABE T，ISAYAMA H，et al. Management of late biliary complications in patients with gallbladder stones in situ after endoscopic papillary balloon dilation［J］. Eur J Gastroenterol Hepatol，2009，2l（4）：376-380.

［7］AGRAWAL D，CHAK A. Peroral direct cholangioscopy for recurrent bile duct stones, using an ultrathin upper endoscope［J］. Endoscopy，2010，42 Suppl 2：E190-191.

［8］TSUCHIYA S，TSUYUGUCHI T，SAKAI Y，et al. Clinical utility of intraductal US to decrease early recurrence rate of common bile duct stones after endoscopic papillotomy［J］. J Gastroenterol Hepatol，2008，23（10）：1590-1595.

［9］徐晓丹，戴建军，钱建清，等. 内镜下十二指肠乳头括约肌切开取石术后结石复发的多因素回归分析［J］. 中华消化内镜杂志，2011，28（3）：160-161.

（黄海涛）

ERCP术后迟发性胆管炎

一、概述

ERCP是胆总管结石和急性胆管炎的内镜下治疗方法，但同时急性胆管炎也可能成为ERCP术后并发症。ERCP术后迟发性胆管炎是ERCP术后常见的远期并发症之一，通常与ERCP相关的乳头功能异常有关，目前并无确切的时间期限，但多数认为是指患者在接受ERCP诊治术1个月后出现的以腹痛、发热、黄疸等为主要表现的急性胆道感染，重症感染时可并发肝脓肿、感染性休克等症状甚至会导致死亡。ERCP术后迟发性胆管炎往往与原发疾病的关系密切，较难确定手术因素造成的远期影响。

二、流行病学

ERCP的远期胆道并发症可能发生率在接受长期随访的患者中占6%～24%。ERCP术后迟发性胆管炎是ERCP术后常见的远期并发症之一，在远期并发症发病率上仅次于结石复发。目前对ERCP术后远期并发症的研究多集中在结石复发问题，ERCP术后迟发性胆管炎的研究偏少，对其发病率的研究主要集中在内镜下十二指肠乳头括约肌切开术（EST）和经内镜下乳头切开术（EPT）术后，此类术后患者远期胆管炎的发生率为1.5%～9.7%（表18-1）。而在胆道金属或塑料支架置入术后长期未取出的患者中，随访发现迟发性胆管炎的发生率明显升高，最高甚至可超过90%。但目前仍需要更大样本的临床资料进一步研究。

表18-1　EST后长期随访结果

学者	长期随访例数	平均随访时间/年	有胆道疾病症状者例数（百分数）	迟发性胆管炎发生例数（百分数）
Prat F.	154	9.7	16（10.4%）	11（7.1%）
Escourrou J.	226	3.5	21（9.3%）	9（4.0%）
Sugiyama M.	135	14.5	16（11.9%）	2（1.5%）
Costamagna G.	458	6.8	51（11.1%）	—
Sugiyama M.	84	11.7	—	4（4.8%）
Hawes R. H.	115	8	15（13.0%）	2（1.7%）
Bergman J.	93	14	22（23.7%）	9（9.7%）

三、危险因素

目前多数认为术后迟发性胆管炎与EST术、胆管支架置入术后支架堵塞或移位、术后结石残留或结石复发，乳头再狭窄等因素有关。

（一）EST

EST是在ERCP诊断技术的基础上发展起来的一种内镜治疗方法，意在内镜下用高频电切开乳头括约肌及胆总管的末端部分。EST切断了肝胰壶腹括约肌，主要的生理改变是内镜下十二指肠乳头切开术（EPT）和EST后胆道压力下降，十二指肠内容物反流。肝胰壶腹括约肌位于胆总管、主胰管与十二指肠的交汇处，通过维持一定的压力梯度形成胆道与肠腔之间的一道关键屏障，具有抗肠液反流的功能，对胆汁和胰液的排泌起着重要的调节作用。EST一般需切开十二指肠乳头10～15mm，在成功的EST中胆总管括约肌应几乎完全切断。不管是用灌流法测定还是用微传感器法测定，均可发现原肝胰壶腹括约肌的压力明显下降（基础压及峰值收缩压相应下降1/5～1/4），随之胆总管内压力亦大幅下降，甚至与十二指肠内压之差为零，胆总管的压力梯度就随之下降。肠腔内容物便逆流入胆管，从而造成了细菌的逆行感染和定植，X射线下表现为胆道积气征，肠道菌群也出现变化，一般多为革兰阴性菌，如大肠杆菌和肠球菌，常有多重细菌感染。随着时间的推移，EST切口可收缩变小，如Geenen等专家测定了EST后1年乳头切口的大小，与EST术后1周时对照，平均缩小了3mm。长期随访测压表明EST后肝胰壶腹括约肌收缩压及胆总管内压的下降是持久的。而且，EST术后随着时间延长，胆总管的宽度、细菌培养的数量及细菌的毒性也随之增加，继而增加了迟发性胆管炎的风险。然而亦有研究认为由于"括约肌"切开后胆汁很难存留于胆总管，通畅的引流本身就能较好地预防结石复发与迟发性胆管炎，所以到目前尚未有明确结论。目前部分医生已不认为EPT和EST是引起迟发性胆管炎的危险因素，相反地，他们认为EPT和EST术后胆管排空增快对预防迟发性胆总管炎起有利作用。

（二）胆管支架置入术后支架堵塞或移位

胆道系统塑料或金属支架置入术后若不定期更换，则可能发生支架的堵塞或者移位，引起胆总管梗阻或引流不畅，移植入胆道系统的细菌繁殖而有发生迟发性胆管炎的可能。胆道系统塑料支架的两个主要不良事件是迁移和支架闭塞，迁移主要发生在远端，可发生在5%～10%的病例中，而闭塞的支架需要再次介入治疗的概率高达30%～40%。支架堵塞或移位后如果不能充分引流，最直接的不良事件就是胆管炎。未覆膜的自膨式金属支架（SEMS）发生迁移的频率低得多（约1%），由于间隙中的组织生长，覆膜的SEMS具有更高的迁移率（3%～12%）。由此可见，金属支架相比塑料支架发生支架闭塞的时间更晚，频率更低。

（三）术后结石残留或结石复发

ERCP术后若结石残留则可能成为复发性结石的基础，此外括约肌切开术后结石复发率为4%～14%，可能与括约肌再狭窄有关，也可能与十二指肠-胆管反流有关。很多研究认为，EST会引起十二指肠-胆管反流，细菌进入胆总管，很多细菌促进胆红素和钙的沉积，尤其是大肠杆菌属可以产生葡萄糖醛酸糖苷酶。残留结石或复发性结石引起胆管梗阻，成为迟发性胆管炎的病因。

（四）乳头再狭窄

乳头再狭窄是指乳头切开后切开部位瘢痕挛缩导致的乳头狭窄，致使一段时间后2ml气囊无法通过乳头。乳头再狭窄常与不适当的切开、切开时出血采取的止血措施有关，多发于术后第一年内。乳头再狭窄可能是反复发作胆总管结石和胆管炎的后果，也是引起胆总管结石复发和迟发性胆管炎等并发症的常见原因。

（五）其他

胆总管扩张（直径≥22mm）在一些研究中被认为是EST术后远期复发性胆道症状（包括迟发性胆管炎）和/或胆总管结石的独立预测因素，其原因是扩张的胆总管中胆汁淤积和胆汁成分变得更易引起细菌污染。肝胰壶腹周围憩室的存在可能导致乳头括约肌功能障碍，持续运动排泄障碍致胆道细菌过度生长。间隔≤5年的重复ERCP治疗也可能与迟发性胆管炎的发生相关。胆囊切除术对在ERCP后迟发性胆管炎的作用尚存在争议，早期研究中Ikeda较早提出EST术后应该切除胆囊以避免并发症，随后的一些研究也支持该观点。但Seifert比较了31例EST术后保留存在结石的胆囊的患者和91例无胆囊结石的患者的长期随访结果，未发现2组之间胆管结石发生率有显著差异。Riemann等专家的研究也主张清除胆总管结石后未必需要切除胆囊。

四、临床表现

1. ERCP术后超30天，排除其他可能诱因（如胆囊结石、暴食酗酒、胆道蛔虫等）出现的以腹痛、发热（体温在38.5℃以上）、黄疸等为主的一系列临床症状，重症感染时可并发肝脓肿、感染性休克甚至死亡等。

2. 实验室检查提示血白细胞、中性粒细胞、C反应蛋白和（或）降钙素原（PCT）等炎症指标部分或全部升高。肝酶指标、血清胆红素指标可升高。

3. 胆汁培养阳性，常见大肠杆菌、克雷伯菌、链球菌、绿脓杆菌及肠球菌等。血培养可为阳性结果。

4. 行CT、MRCP检查或ERCP造影检查可有（或）无明显的胆道阻塞征象，胆道阻塞征象包括胆管结石、乳头切口狭窄、支架移位或堵塞、胆总管扩张或狭窄、胆道系统肿瘤等。

五、预防

ERCP术后迟发性胆管炎通常与ERCP相关的乳头功能异常有关，因此预防的关键在于ERCP操作时尽量保护乳头功能避免受损，而在切开同时也要保证充分切开，这是减少EST远期并发症的关键。

（一）EST联合内镜下乳头大气囊扩张术

由于认识到乳头括约肌的重要生理功能，近年来一些研究认为当EST困难或易发生并发症者通过内镜下乳头大气囊扩张术（endoscopic papillary large balloon dilationmay，EPLBD）能有效地钝性切割乳头，避免EST造成的乳头括约肌生理功能永久性破坏，证实较EST的晚期并发症明显减少，是ERCP下处理困难胆管结石安全有效的方法之一，国内对于处置"困难"结石，EST联合EPLBD可作为EST单独处置的一项替代手段也已写入指南。

（二）取尽结石

ERCP应尽量取尽结石，以避免结石残留、结石复发导致迟发性胆管炎。巨大、多发结石可采用机械碎石术、液电碎石、体外冲击波碎石术（ESWL）或激光碎石术的方法碎石取石，或分次取石。胆管机械碎石术后如果胆管内有结石残留，术后胆管炎的发生率可达10%。因此对结石未能取净的患者应在术后放置鼻胆引流管或胆管支架。

（三）置入支架

应根据胆管梗阻的原因和部位、医生ERCP操作技术水平、支架的可及性和价格以及患者的预期寿命来选择合适的支架，塑料支架应定期更换（一般3个月）或出现支架堵塞表现时立即进行更换。①困难胆管结石：多发、巨大胆管结石，难以一次性完全取石，可以放置胆道支架以减轻胆道阻塞，减少迟发性胆管炎的发生。临时塑料支架放置可以减少结石的数量和大小，在随后的ERCP中超过90%的病例可以完全清除结石。②良性胆道狭窄：支架治疗良性胆道狭窄的操作成功率（＞90%）和临床改善率（70%～95%）均较高，而放置多根塑料支架能够延缓支架堵塞的时间，减少迟发性胆管炎的发生。不建议在良性胆道狭窄患者中置入未覆膜的SEMS，因支架易与组织粘连不易去除，覆膜的SEMS则可以安全地置入选定的患者中。③恶性胆道梗阻：Sawas等比较了自膨式金属支架（SEMS）和塑料支架在治疗肝门部和远端胆道恶性梗阻的闭塞率和其他不良事件的结果提示，SEMS的长期（＞30天）闭塞率为27%，而塑料支架为47%，同时8%的SEMS患者发生胆管炎，而PS患者为21%，建议将SEMS视为肝门部和远端恶性胆道梗阻的首选方案，可延长通畅时间，减少迟发性胆管炎的发生。

未来，可降解支架的应用，以及金属支架内的内镜下药物洗脱以改善支架通畅性、降低迟发性胆管炎发生率，尚待进一步的研究。

（四）抗生素的应用

抗生素可用于 ERCP 术后早期胆管炎的预防，但对 ERCP 术后迟发性胆管炎的预防作用尚缺乏相应研究，不建议将抗生素用于迟发性胆管炎的预防，因迟发性胆管炎发生率低，抗生素又可能导致细菌产生耐药性，所以迟发性胆管炎预防应以病因预防为主。

（五）术前准备与规范操作

随着 ERCP 及 EST 应用于大量患者，其远期并发症已引起重视，定期行 B 超等无创性检查有助于预防远期并发症发生。临床工作中应充分重视 ERCP 并发症的高危因素，采取相应措施减少发病率：严格掌握 ERCP 适应证和禁忌证；术前充分准备，让患者消除紧张心理，配合操作；操作者熟练掌握操作规范，提高操作技能，避免危险操作；尽量减少操作时间，加强无菌操作，重视内镜及其附件的清洗、消毒；术前合理预防用药，术后视情况放置 ENBD、胆管胰管支架以对胆管进行充分引流，以及应用抗生素等。只要积极预防并采取措施，就能够降低 ERCP 术后迟发性胆管炎的发病率。

六、治疗

ERCP 术后迟发性胆管炎仍可通过 ERCP 进行治疗。重复性 ERCP 治疗 ERCP 术后迟发性胆管炎是安全有效的，可通过 EST、EPLBD，内镜下取石，鼻胆管引流和支架置入的方法再次解除梗阻，以控制感染。但重复 ERCP 后需要仔细随访，特别是对于曾患过胆管扩张，壶腹周围憩室或早期复发性胆总管结石的患者，胆总管并发症的发生率很高。

处理堵塞或移位的胆道塑料支架首选用内镜的方法回收。其可选用的器械有取石气囊、取石网篮、圈套器、异物钳、活检钳和 Sohendra 支架回收器等。若失败，则行手术切开胆总管，取出支架，放置 T 管。通过内镜下拔除塑料支架后视情况重新置入塑料或金属支架。闭塞的胆管金属支架的管理目前尚未形成统一观点。有研究发现，对于不易取出的金属支架，如果在闭塞的金属支架中置入新的塑料或金属支架，则支架通畅率无差异，但也有研究显示，第二个金属支架置入闭塞的金属支架后，与封闭支架内的塑料支架相比，通畅率增加。

抗生素的应用：ERCP术后迟发性胆管炎为胆道感染，来源于肠腔的细菌逆行感染胆道和定植，一般多为大肠杆菌和肠球菌，常有多重细菌感染，严重时胆汁内细菌逆流进入血液引起脓毒血症及全身感染，甚至可引起感染性休克。早期应用广谱抗生素加强抗感染治疗，及早取得胆汁培养、血培养结果，根据药敏及时调整为敏感抗生素。

迟发性胆管炎行常规ERCP治疗仍引流失败的患者可采用替代方案，分三种类型：①内引流替代方案：超声内镜引导下胆管引流（EUS-BD），球囊小肠镜辅助内镜逆行胰胆管造影（BE-ERCP）等；②经皮经肝胆管穿刺引流（PTCD）或胆囊穿刺引流术；③外科手术放置T管胆道引流。根据患者疾病及经济条件考虑，应及早选择胆道引流方式以降低感染发生率。

七、典型病例

（一）病例1

患者，女性，64岁。

1. **第一次入院** 2018年9月13日因"寒战、发热20余天"入我院感染科。患者症状：有寒战高热，休克表现，无腹痛、黄疸、精神症状。入院时体征：体温38.5℃，血压82/46mmHg，神志清，心肺无殊，腹平软，剑突下轻压痛，无反跳痛及肌紧张。入院时辅助检查：血常规示白细胞计数16.5×10⁹/L，中性粒细胞比例90.7%，C反应蛋白244.0mg/L；血生化类检查示ALT 61U/L，AST 79U/L，γ-GT 71U/L，TBil 10.9umol/L，结合胆红素6.3umol/L，血淀粉酶28U/L，降钙素原

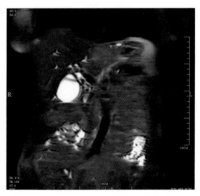

图18-1 MRCP：胆总管及左肝内胆管多发结石伴扩张，最宽处约1.5cm

37.79ng/ml。诊断为脓毒血症、感染性休克，予以补液抗休克治疗、碳青霉烯类抗感染治疗等药物治疗后患者感染性休克好转。同时完善腹部超声、腹部增强CT、磁共振胰胆管造影（MRCP）提示患者"胆总管及左肝内胆管多发结石伴扩张"（图18-1），故转入我院消化科继续治疗。

患者于2018年9月25日接受ERCP治疗（图18-2～图18-7）：乳头半圆形、憩室

旁乳头，开口绒毛状，标准插管成功，造影见胆总管扩张内见多发结石，做乳头切开0.5cm，用气囊扩张，用网篮取出多枚黑色结石及脓性胆汁，再次用气囊帮助取净结石，术毕行ENBD，切缘无出血。

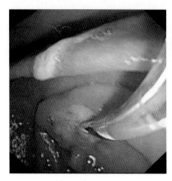 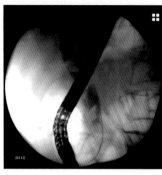 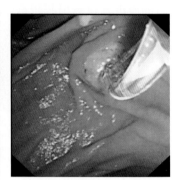

图18-2　憩室旁乳头，标准　　图18-3　造影示胆总管扩张，内　　图18-4　乳头切开0.5cm
插管成功　　　　　　　　　　见多发结石

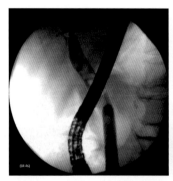 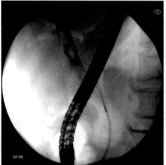 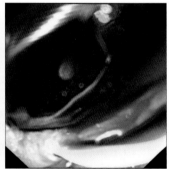

图18-5　柱状气囊扩张　　　图18-6　网篮取出多枚黑色结石　　图18-7　网篮取出脓性胆汁

　　患者于2018年10月5日接受鼻胆管造影复查提示（图18-8）：胆总管扩张，未见明显充盈缺损，未见明显胆道狭窄。患者胆总管结石取尽，病情稳定，故予以拔除鼻胆管出院。

　　2. 第二次入院　2018年12月31日患者因"上腹痛1周，发热1天"入本院消化科。患者症状：有腹痛、畏寒、高热表现，无黄疸、休克、不良精神症状。入院时体征：体温36.3℃，血压132/80mmHg，神志清，皮肤巩膜无明显黄染，心肺听诊无殊，腹软，右上腹压痛，未及反跳痛。入院时辅助检查：血常规示白细胞计数9.4×10⁹/L，中性粒细胞比例75.1%；生化类检查示，C反应蛋白125.0mg/L，ALT 30U/L，TBil 28.3μmol/L，血淀粉酶73U/L。腹部超声检查提示"胆总管扩张伴多发结石，肝内胆管扩张伴多发结石"（图18-9，图18-10），诊断为胆总管结石伴急性胆管炎，药物上予以加酶抑制剂的青霉素类抗感染及补液治疗。

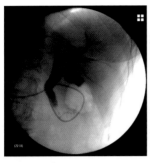

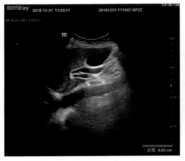

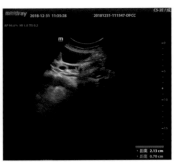

图18-8　鼻导管造影：胆总　　图18-9　B超：胆总管内径0.9cm　图18-10　B超：胆总管上段可见强
　　　　管扩张　　　　　　　　　　　　　　　　　　　　　　　　　　　　　　回声堆积，范围约2.1cm×0.7cm

　　患者于2019年1月2日接受ERCP治疗（图18-11～图18-15）：乳头半圆形，开口
切开状，标准插管成功，造影见胆总管扩张内见充盈缺损影，用取石网篮取出黑色
结石，术毕置入ENBD。

　　患者于2019年1月7日接受鼻胆管造影复查提示（图18-16）：胆总管扩张，未见
明显充盈缺损，未见明显胆道狭窄。患者胆总管结石取尽，病情稳定，故予以拔除
鼻胆管出院。

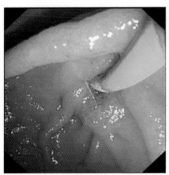

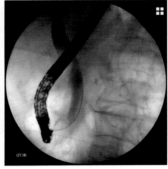

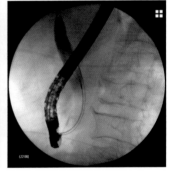

图18-11　乳头开口切开状，标　图18-12　造影见胆总管扩张，　图18-13　取石网篮取出黑色
　　　　准插管成功　　　　　　　　　　　内见充盈缺损影　　　　　　　　　结石

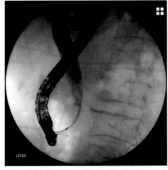

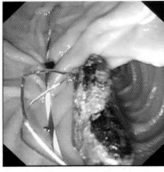

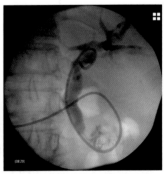

图18-14　取石网篮取出黑色　　图18-15　取石网篮取出黑色结　图18-16　鼻导管造影：胆总
　　　　结石　　　　　　　　　　　　　　石，术毕行ENBD　　　　　　　　管扩张

（二）病例2

患者，男性，48岁。

1. 第一次入院 2018年8月23日因"皮肤眼白发黄6天"入本院消化科。患者症状：有黄疸表现，无腹痛、发热、休克、精神症状。2天前外院诊断为胆总管结石，行ERCP＋EST＋网篮取石＋ERBD治疗（外院报告），术中发现胰腺占位可能，故至本院继续治疗。入院时体征无殊。入院时辅助检查：血常规正常。生化类检查：ALT 207U/L，AST 41U/L，γ-GT 1367U/L，TBil 27.2umol/L，结合胆红素14.5umol/L，血淀粉酶59U/L，IgG 40.8g/L，自身抗体谱检测阴性，肿瘤指标检测正常。胰腺增强CT提示（图18-17，图18-18）：胆总管支架置入术后改变，胰头形态不规则伴不均匀强化，胰头癌待排。诊断为"胰腺占位性病变；胆总管结石ERCP取石术后ERBD置入术后"。住院期间PET-CT提示：胰腺形态欠规则，体尾部萎缩，胰头密度不均伴局部葡萄糖代谢增高，占位性病变待排。

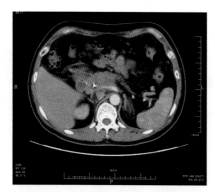
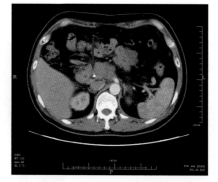

图18-17 胰腺增强CT：胆总管支架置入术后改变

图18-18 胰腺增强CT：胰头形态不规则伴不均匀强化，胰头癌待排

患者于2018年8月23日（图18-19）及2018年8月29日两次接受超声内镜引导下穿刺活检术（FNA），病理均仅查见轻度核异型细胞。患者病情平稳，遂予出院，出院1个月后曾复查超声内镜未见病灶进展，并定期随访。

2. 第二次入院 2018年10月24日因"发热伴尿黄3天"入本院消化科。患者有寒战、发热、黄疸表现，无腹痛、休克等症状。入院时体征：体温39.5℃，血压131/94mmHg。神志清，皮肤黏膜及巩膜无黄染，心肺听诊无殊，腹平软，右上腹有轻压痛，未及反跳痛，墨菲征（－）。入院时辅助检查：血常规示白细胞计数6.8×10^9/L，中性粒细胞比例75.6%；生化类检查示C反应蛋白99.3mg/L，ALT 85U/L，AST 34U/L，γ-GT 504U/L，TBil 29.7μmol/L，结合胆红素15.3μmol/L，IgG 40.97g/L，自身抗体谱检测阴性，肿瘤指标检测正常。胰脏增强CT、超声内镜检查（图18-20）提示胰腺

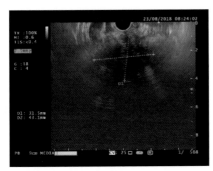 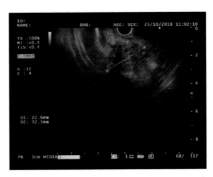

图 18-19　EUS：胰头占位（胰头部可见一大小约 3.1cm×4.2cm 低回声团块，内部回声欠均匀，边界呈蟹足样改变），FNA 术

图 18-20　EUS：胰头占位（胰头部可见一低回声混杂密度包块，大小约 3.2cm×2.3cm），内见有散在扩张的管道

病变较前次相仿。

患者于 2018 年 10 月 25 日接受 ERCP 治疗（图 18-21～图 18-25）：可见胆管支架堵塞，圈套器拔除支架，乳头开口切开状，椭圆形，胆管插管造影见胆总管上段扩张约 1cm，中段狭窄，长度约 4cm，扩张乳头，置入 Spyglass 探头，见胆总管上段管壁光滑，胆总管狭窄段胆管壁充血，黏膜粗糙，管腔狭窄，可见散在鱼鳞状改变。双导丝置入 ERBD（圣诞树支架 8.5Fr×7cm，一体式支架 7cm×9cm），支架定位及引流良好。

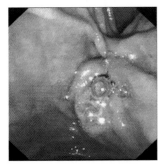 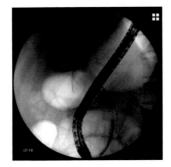 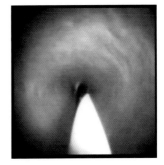

图 18-21　胆管支架堵塞，圈套器拔除支架

图 18-22　胆管插管造影见胆总管上段扩张，中段狭窄，置入 Spyglass 探头

图 18-23　Spyglass 下见胆总管上段管壁光滑

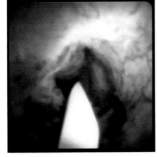 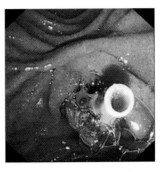

图 18-24　Spyglass 下见胆总管狭窄段胆管壁充血，黏膜粗糙，管腔狭窄，可见散在鱼鳞状改变

图 18-25　双导丝置入 ERBD×2，支架定位及流良好

后患者胆道感染好转，遂予出院，继续定期随访患者。

参考文献：

［1］李鹏，王拥军，王文海. 中国ERCP指南（2018版）［J］. 中华内科杂志，2018，57（11）：772-801.

［2］FREEMAN M L. Complications of endoscopic retrograde cholangiopancreatography: avoidance and management［J］. Gastrointest Endosc Clin N Am，2012，22（3）：567-586.

［3］PRAT F，MALAK N A，PELLETIER G，et al. Biliary symptoms and complications more than 8 years after endoscopic sphincterotomy for choledocholithiasis［J］. Gastroenterology，1996，110（3）：894-899.

［4］ESCOURROU J，CORDOVA J A，LAZORTHES F，et al. Early and late complications after endoscopic sphincterotomy for biliary lithiasis with and without the gall bladder 'in situ'［J］. Gut，1984，25（6）：598-602.

［5］SUGIYAMA M，ATOMI Y. Risk factors predictive of late complications after endoscopic sphincterotomy for bile duct stones: long-term (more than 10 years) follow-up study［J］. Am J Gastroenterol，2002，97（11）：2763-2767.

［6］COSTAMAGNA G，TRINGALI A，SHAH S K，et al. Long-term follow-up of patients after endoscopic sphincterotomy for choledocholithiasis, and risk factors for recurrence［J］. Endoscopy，2002，34（4）：273-279.

［7］SUGIYAMA M，SUZUKI Y，ABE N，et al. Endoscopic retreatment of recurrent choledocholithiasis after sphincterotomy［J］. Gut，2004，53（12）：1856-1859.

［8］HAWES R H，COTTON P B，VALLON A G. Follow-up 6 to 11 years after duodenoscopic sphincterotomy for stones in patients with prior cholecystectomy［J］. Gastroenterology，1990，98（4）：1008-1012.

［9］BERGMAN J，VAN DER MEY S，RAUWS E A，et al. Long-term follow-up after endoscopic sphincterotomy for bile duct stones in patients younger than 60 years of age ［J］. Gastrointest Endosc，1996，44（6）：643-649.

［10］SAWAS T，HALABI S A，PARSI M A，et al. Self-expandable metal stents versus plastic stents for malignant biliary obstruction: a meta-analysis［J］. Gastrointest Endosc，2015，82（2）：256-267.

［11］MANDRYKA Y，KLIMCZAK J，DUSZEWSKI M，et al. ［Bile duct infections as a late complication after endoscopic sphincterotomy] [J]. Pol Merkur Lekarski, 2006, 21 (126): 525-527.

[12] ASGE Technology Assessment Committee, PLESKOW D K, PFAU P R, et al. Pancreatic and biliary stents [J]. Gastrointest Endosc, 2013, 77 (3): 319-327.

[13] LI T, WEN J, BIE L, et al. Comparison of the Long-Term Outcomes of Endoscopic Papillary Large Balloon Dilation Alone versus Endoscopic Sphincterotomy for Removal of Bile Duct Stones [J]. Gastroenterology Research and Practice, 2018: 1-8.

[14] CHANG W H, CHU C H, WANG T E, et al. Outcome of simple use of mechanical lithotripsy of difficult common bile duct stones[J]. World J Gastroenterol, 2005, 11 (4): 593-596.

[15] COSTAMAGNA G, BOŠKOSKI I. Current treatment of benign biliary strictures [J]. Ann Gastroenterol, 2013, 26 (1): 37-40.

（张　堤　徐　聪）

第十九节

ERCP术后胆囊炎

一、概述

ERCP术后胆囊炎并不常见，是指ERCP术后出现新发的急性胆囊炎，往往需要手术处理或穿刺引流。

二、流行病学

ERCP术后胆囊炎并不常见，0.5% ～ 12%的患者会发生。

三、危险因素

ERCP术后胆囊炎的发生通常被认为同胆囊污染有关，被污染的主要原因有二：一是做ERCP时非无菌的器械进出胆道，引起胆道污染，二是胆囊管阻塞引流不畅。Cao J等的研究观察的2347例ERCP术后患者中，有36名患者在手术后2周内发生了PEC（发生率1.35%），单因素和多因素分析确定了与PEC相关的以下因素：急性胰腺炎病史、慢性胆囊炎病史、胆囊混浊、胆管金属支架放置、ERCP前白细胞计数高。有1.9% ～ 12%的胆道覆膜金属支架置入的患者会并发胆囊炎风险。从目前的研究来看，支架导致的胆囊管出口梗阻引起急性胆囊炎并不是主要因素，因为理论上，如果覆膜支架引起胆囊管引流不畅，裸支架并发胆囊炎的概率应该较覆膜支架更小，但一项meta分析比较了二者术后的胆囊炎发生率，结果显示二者并无显著性差异。

因此，有可能胆管肿瘤侵犯胆囊管才是胆管肿瘤患者支架术后并发胆囊炎的真正原因。

四、临床表现

患者可能出现发热、右上腹部疼痛，白细胞、中性粒细胞增多和墨菲征阳性，可通过超声、CT等影像学检查进一步确诊。

五、预防

在ERCP治疗过程中因尽量减少器械反复进出胆道，特别需要注意调整角度避免器械进入胆囊管。在围手术期预防性使用静脉抗生素是否有助于防止ERCP术后胆囊炎目前并不明确。

六、治疗

传统的ERCP术后胆囊炎治疗包括手术或经皮胆囊造口术。一些没有手术适应证的患者（如壶腹部周围癌）可选择体表穿刺或超声内镜引导下的胆囊穿刺引流来缓解梗阻。内镜下逆行胆囊插管造影，又称内镜下经乳头胆囊插管是近年来开展的一种新的介入方法，它可以使用特定的导管和导丝，选择性进行胆囊插管进行胆囊引流。也有放置覆膜支架的患者在并发急性胆囊炎后，将支架改成裸支架成功治疗胆囊炎的报道。

七、典型病例

患者，女性，84岁。因"上腹痛伴发热1周"入院。入院查体：体温38.6℃，右中上腹有轻压痛，墨菲征（-），未及反跳痛。血常规示白细胞计数$12.5×10^9$/L，中性粒细胞比例84.6%，血红蛋白104g/L；生化类检查示ALT 135U/L，AST 242U/L，γ-GT 269U/L，AKP 351U/L，C反应蛋白68mg/L，TBil 143.1μmol/dl，DBil 117.7μmol/L；MRCP示胆总管下段狭窄，胆总管上段、肝内胆管扩张；上腹部CT示胆总管下段占位性病变。

入院后行ERCP治疗：标准插管成功，造影见胰头段胆管狭窄，上段胆管轻度扩张，做乳头小切开0.3cm，IDUS显示胆总管下段偏心性狭窄，行细胞刷刷检并行

ENBD。细胞刷病理回报见重度异型细胞。1周后，患者体温正常，无明显不适，予以 ERCP 下置入胆道非覆膜金属支架出院。

出院后第10天，患者出现发热伴右上腹痛，最高体温39.1℃，伴有寒战。查体示右上腹压痛明显，可及肿大胆囊，墨菲征阳性。血常规检查示白细胞18.8×10^9/L，中性粒细胞88.4%，血红蛋白104g/L。生化类检查：ALT 73U/L，AST 85U/L，γ-GT 214U/L，AKP 175U/L，C反应蛋白93mg/L，TBil 65.1μmol/dl，DBil 43.3μmol/L；超声检查提示胆囊肿大，最大径约12cm，胆囊壁增厚，胆囊窝积液。

考虑患者并发急性胆囊炎，予以泰能抗感染，行超声引导下穿刺，引出墨色胆汁，胆汁培养提示存在肺炎克雷伯菌。泰能抗感染治疗3天后体温下降，胆囊穿刺管引流液较前转清。8天后，患者情况稳定，予以拔除胆囊引流管出院。

参考文献：

［1］ASGE Standards of Practice Committe，CHANDRASEKHARA V，KHASHAB M A，et al. Adverse events associated with ERCP［J］. Gastrointest Endosc，2017，85（1）：32-47.

［2］CAO J，PENG C，DING X，et al. Risk factors for post-ERCP cholecystitis: a single-center retrospective study［J］. BMC Gastroenterol，2018，18（1）：128.

［3］SALEEM A，LEGGETT C L，MURAD M H，et al. Meta-analysis of randomized trials comparing the patency of covered and uncovered self-expandable metal stents for palliation of distal malignant bile duct obstruction［J］. Gastrointest Endosc，2011，74（2）：321-327. e1-e3.

［4］SAXENA P，SINGH V K，LENNON A M，et al. Endoscopic management of acute cholecystitis after metal stent placement in patients with malignant biliary obstruction: a case series［J］. Gastrointest Endosc，2013，78（1）：175-178.

［5］ALMADI M A，BARKUN A N，MARTEL M. No benefit of covered vs uncovered self-expandable metal stents in patients with malignant distal biliary obstruction: a meta-analysis［J］. Clin Gastroenterol Hepatol，2013，11（1）：27-37. e1.

（杨　晶）

ERCP术后十二指肠乳头再狭窄

一、概述

ERCP术后十二指肠乳头再狭窄（restenosis of duodenal papilla，RDP）是ERCP联合括约肌切开术（EST）或柱状气囊扩张术后的远期并发症。排除由于壶腹部癌前病变或恶性肿瘤引起的狭窄或梗阻，一般认为该病可能出现在ERCP术后一个月以后。在ERCP超过50周年发展史上，RDP一直未被重点关注，主要是限于技术水平不足，对ERCP术前及术后十二指肠乳头狭窄程度缺乏客观的度量；但其又不得不被ERCP从业医师重视，不论从诊断、还是再次ERCP并采取何种治疗措施方面，对RDP有准确且充分的认识还是相当重要的。目前主要认为其可能与前一次括约肌切开术中括约肌切开或扩张不足、切口或扩张部位出现纤维化反应所致。它通常表现为胆道梗阻（腹痛、恶心、呕吐、发热、寒战等）或血清肝酶或胆红素升高的临床症状。

二、流行病学

ERCP术后RDP的发生率为1.0%～3.9%，主要是发生于胆总管结石患者当中，其中儿童的发病率约为2.5%。2010年之前的研究报道是接受了EST的患者中出现较多，而此后有零星报道称部分接受乳头柱状气囊扩张的患者中偶有出现。有部分研究结果显示胆总管结石患者接受ERCP术后RDP发生率高达16%，也有报道指出在接受ERCP及相关治疗前已经存在原发性十二指肠壶腹狭窄或Oddi括约肌功能障碍等基础时，EST后RDP发病率高达16.8%，这类高发的结论可能与未发生近期并发症的患者大量失访有关，不具备足够的说服力，但也一定程度上强调了ERCP术后RDP的确是临床存在、且需要重视的一个远期并发症。

三、分型分级

ERCP联合括约肌切开术或乳头柱状气囊扩张术后RDP是一组多种类型的狭窄病变，不仅可累及十二指肠壶腹部括约肌复合体十二指肠内段，也可累及胆总管下段括约肌；但排除新发的壶腹部癌前病变或恶性肿瘤引起的狭窄或梗阻。多数内镜专家将ERCP术后RDP分为两种亚型：Ⅰ型病变——狭窄局限于括约肌十二指肠内部分；Ⅱ型病变——狭窄延伸至十二指肠壁内段至胆总管下段。目前尚无专项研究指出RDP与胰管病变是否有关，而且学界至今都没有对各型狭窄做进一步分级的相关研究。

四、发病机制及危险因素

在ERCP术后RDP的发生发展的机制尚不完全清楚，但以下这些因素应该与之相关：①括约肌切开或扩张不足，尚无法有效解除胆总管下段或十二指肠狭窄。②括约肌切开或扩张部位的过度纤维化反应，可能导致瘢痕形成并导致括约肌随着时间的推移而变窄。③乳头括约肌术中或术后缺血，如ERCP下括约肌切开术后或柱状气囊扩张后导致的十二指肠乳头出血或胆道出血是最常见的ERCP术后并发症，这也是导致过度纤维化的重要诱因。在这种情况下，术中或术后短期内需要内镜下及时止血（如注射法、血管夹法或电灼法等），这些急救方式都会导致不同程度的壶腹区域局部缺血，从而损害伤口愈合并促成随后的纤维化。如Veldkamp等就发现，他们列入的49名RDP患者在出现壶腹再狭窄之前，在先前的ERCP中有很高的短期并发症发生率（16%，其中急性十二指肠乳头出血占并发症的77.5%）。④ERCP前SOD可能是造成RDP的一个诱因，但尚缺少足够的依据。有研究指出，对十二指肠乳头插管困难并采用乳头预切开辅助下才顺利完成插管的病例，术后长期随访结果显示预切开与RDP发生无明显相关性；但这项研究结果受到回顾性分析以及长期随访中众多混杂因素的影响而尚需更有力证据的证实。鉴于上述机制方面的描述依赖回顾性研究结论，且临床例数普遍偏少，还缺乏足够多的前瞻性研究证据；同时，对长期饮酒、吸烟以及长期口服抗凝药物等是否与RDP发生、发展有相关性，也亟待日后进一步研究来明确。

五、临床表现

ERCP术后RDP的临床表现：在既往有十二指肠乳头括约肌切开术史的患者中，再次出现原发性胆道疼痛以及肝酶的升高，高度提示了RDP的发生。可通过ERCP造影、MRCP及EUS等检查胆总管结石复发、中上段胆总管扩张、胆总管下段狭窄的影像学表现。

六、预防、治疗及预后

如何预防或治疗ERCP术后RDP：预防其发生，增加十二指肠乳头括约肌切开的长度是降低RDP发生率的主要选择，但可能提高腹膜后穿孔的发生率；同时，增加切开长度将不可逆地影响乳头括约肌的收缩功能，可能提高胆管炎的发生率，所以这种选择不应是简单的选择。胆道塑料支架的单支或多支置入并放置3个月以上是第二种选择，这样可以使得RDP发生率降低至4%以内，但这种策略在胆总管结石患者首次ERCP中并不经常采用。

治疗I型病变，再次EST做延伸切开往往能取得满意的疗效，而Ⅱ型病变往往在进一步延伸切开的基础上需要胆道柱状气囊扩张治疗，或者单纯行柱状气囊扩张术。而狭窄治疗失败病例则采用置入塑料内支架的治疗策略以保障胆道引流。在Veldkamp等发表的一项研究中，49例括约肌切开术后再狭窄（Ⅰ型18例，Ⅱ型31例）患者接受了内镜治疗，内镜治疗成功率为71%（术后狭窄消失，Ⅰ型83%，Ⅱ型65%），再次内镜治疗导致的并发症发生率为23.1%，其中严重出血和穿孔发生率均为7.7%，均明显高于ERCP总体并发症率，需要引起临床的重视。

随着ERCP技术的进一步临床推广，ERCP术后RDP发生率和再治疗引起的并发症率可能会进一步增高。因而有必要强调其重要性，并进行前瞻性的长期研究，进一步评估所涉及的危险因素，并提出更安全的技术，以尽量减少RDP的发生和再治疗的并发症产生。

总之，壶腹再狭窄是胆道内镜下括约肌切开术的一个重要的远期并发症，可能在最初的ERCP术后数月至数年内发生。再次进行内镜下括约肌切开术或柱状气囊扩张对治疗疾病是非常有效的，但其并发症更严重。建议由经验丰富的ERCP医师进行这些追加的ERCP相关治疗，以尽量减少并发症的发生率，尤其是减少严重并发症的发生。

七、典型病例

（一）病例1

盛某某，男性，63岁。因"反复中上腹痛2周，畏寒发热2天"入院。胆囊结石胆囊切除术后4年，7个月前在本院确诊为胆总管结石而接受ERCP＋EST＋网篮取石治疗。首次ERCP插管困难，采取预切开辅助插管成功后行EST术，术中造影提示胆总管下端狭窄，中上段扩张，最宽1.5cm，内可见结石影，最大0.8cm左右，网篮取石结石松软，取尽结石后置入鼻胆引流管。

此次入院时血常规示白细胞计数 12.4×10⁹/L，中性粒细胞比例 89.2%，血小板计数 88×10⁹/L；C反应蛋白 24mg/L；血肝功能检查结果：ALT 125U/L，AST 228U/L，AKP 281U/L，γ-GT 334U/L，TBil 58.8μmol/L，DBil 41.2μmol/L；血 CEA 及 CA199 均正常。上腹部B超提示胆总管全程扩张，最宽直径1.1cm，内可见结石，最大直径0.8cm，胆囊缺如。MRCP提示胆囊切除术后，胆总管结石伴胆总管扩张。ERCP造影提示胆总管下端狭窄，且狭窄段较第一次住院时更为明显，考虑是RDP Ⅱ型，中上段内可见结石影。故未做进一步十二指肠乳头追加切开，而是用CRE柱状球囊扩张胆管下端至直径1.0cm左右，再用取石球囊顺利取出结石，后置入鼻胆引流管，感染逐步控制，住院1周顺利出院（图20-1～图20-4）。

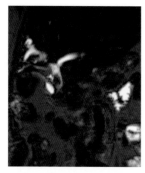

图20-1　第一次入院时MRCP提示胆总管扩张伴结石

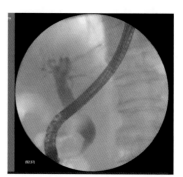

图20-2　第一次ERCP顺利网篮取出结石

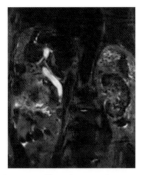

图20-3　第二次入院时MRCP
提示胆总管结石伴下端狭窄

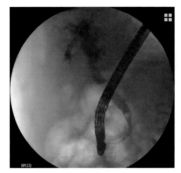

图20-4　第二次ERCP行CRE柱
状球囊扩张狭窄后取石

（二）病例2

　　杨某某，男性，63岁。因"反复中上腹痛3年余，再发1周"入院。患者3年前因胆总管结石合并胆总管扩张而入住杭州市第一人民医院，择期行ERCP术，术中予以EST及网篮取石，取尽结石后临时放置鼻胆引流管，住院6天出院。此次再发中上腹痛1周，有轻度畏寒，未见发热。血常规示白细胞计数$16.2×10^9$/L，血红蛋白136g/L，C反应蛋白12.4mg/L；血肝功能检查示ALT 335U/L，γ-GT 236U/L，TBil 78.2μmol/L；MRCP提示胆总管下端结石，胆管下端狭窄伴中上段胆管扩张。再次择期行ERCP术，造影提示乳头已切开，胆管下端狭窄伴以上胆管扩张，胆总管结石。考虑为RDP Ⅱ型，之前已行EST术，故选择用柱状气囊（CRE柱状气囊）扩张至直径1.0cm，用网篮取出结石并用取石球囊取尽结石。术后8小时患者出现血便，急诊血常规提示血红蛋白下降至89g/L，遂急诊十二指肠镜探查，发现十二指肠乳头处新鲜血痂合并活动性渗血，予以乳头口周围黏膜下注射止血联合钛夹缝合，出血仍不能有效控制；置入自膨式胆道覆膜金属内支架压迫止血后返回病房。术后16小时，患者仍反复血便，输注红细胞悬液6U的情况下血红蛋白仍下降至7.2g/L。再次用十二指肠镜观察，乳头口仍有活动性渗血。改行DSA术探查具体出血位置并在胰十二指肠动脉末梢处见血液渗出及周围弥散，予以弹簧圈局部释放止血，后便血逐渐停止，逐步恢复，住院7天出院（图20-5～图20-9）。

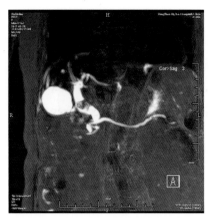

图20-5　第一次ERCP前MRCP提示胆总管扩张伴结石

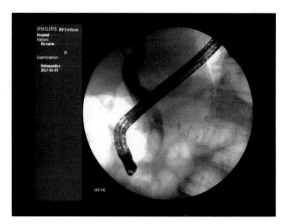

图20-6　第一次ERCP行EST及网篮取石

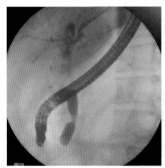

图20-7　第二次ERCP行CRE柱状气囊扩张及取石

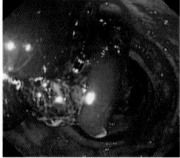

图20-8　急诊十二指肠镜提示乳头处新鲜血痂合并活动性渗血，内镜止血失败

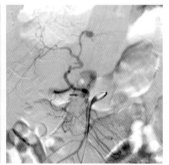

图20-9　DSA探明胰十二指肠动脉末梢出血伴周围弥散，予弹簧圈栓塞止血成功

参考文献：

[1] HAWES R H, COTTON P B, VALLON A G. Follow-up 6 to 11 years after duodenoscopic sphincterotomy for stones in patients with prior cholecystectomy [J]. Gastroenterology, 1990, 98（4）: 1008-1012.

[2] KULLMAN E, BORCH K, LIEDBERG G. Long-term follow-up after endoscopic management of retained and recurrent common duct stones [J]. Acta Chir Scand, 1989, 155（8）: 395-399.

[3] ELMI F, SILVERMAN W B. Long-term biliary endoscopic sphincterotomy restenosis: incidence, endoscopic management, and complications of retreatment [J]. Dig Dis Sci, 2010, 55（7）: 2102-2107.

［4］CHO J M，JEONG I S，KIM H J，et al. Early adverse events and long-term outcomes of endoscopic sphincterotomy in a pediatric population: a single-center experience［J］. Endoscopy，2017，49（5）：438-446.

［5］HAWES R H，COTTON P B，VALLON A G. Follow-up 6 to 11 years after duodenoscopic sphincterotomy for stones in patients with prior cholecystectomy［J］. Gastroenterology，1990，98（4）：1008-1012.

［6］PRAT F，MALAK N A，PELLETIER G，et al. Biliary symptoms and complications more than 8 years after endoscopic sphincterotomy for choledocholithiasis［J］. Gastroenterology，1996，110（3）：894-899.

［7］ESCOURROU J，CORDOVA J A，LAZORTHES F，et al. Early and late complications after endoscopic sphincterotomy for biliary lithiasis with and without the gall bladder 'in situ'［J］. Gut，1984，25（6）：598-602.

［8］SUGIYAMA M，ATOMI Y. Follow-up of more than 10 years after endoscopic sphincterotomy for choledocholithiasis in young patients［J］. Br J Surg,1998,85（7）：917-921.

［9］SEIFERT E. Long-term follow-up after endoscopic sphincterotomy (EST)［J］. Endoscopy，1988，20 Suppl 1：232-235.

［10］VELDKAMP M C，RAUWS E A，DIJKGRAAF M G，et al. Iatrogenic ampullary stenosis: history, endoscopic management, and outcome in a series of 49 patients［J］. Gastrointest Endosc，2007，66（4）：708-716.

［11］ADLER A，HINTZE R，VELTZKE W，et al. Delayed stenosis after endoscopic sphincterotomy (EST)?［J］. Z Gastroenterol，1993，31 Suppl 2：143-146.

（周益峰）

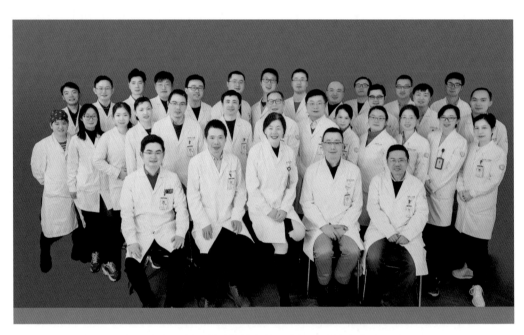

浙江大学医学院附属杭州市第一人民医院消化内科团队